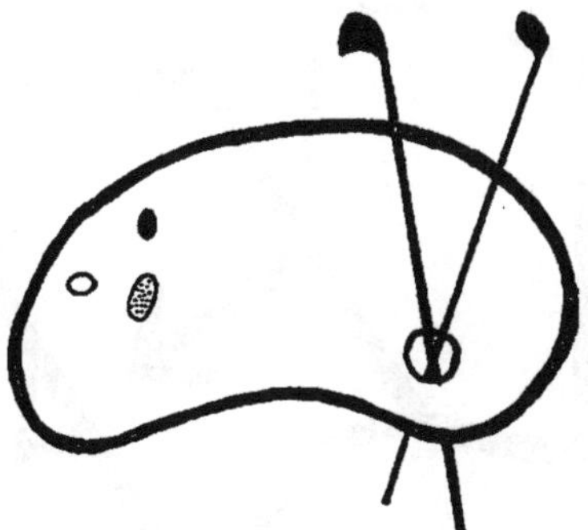

DEBUT D'UNE SERIE DE DOCUMENTS
EN COULEUR

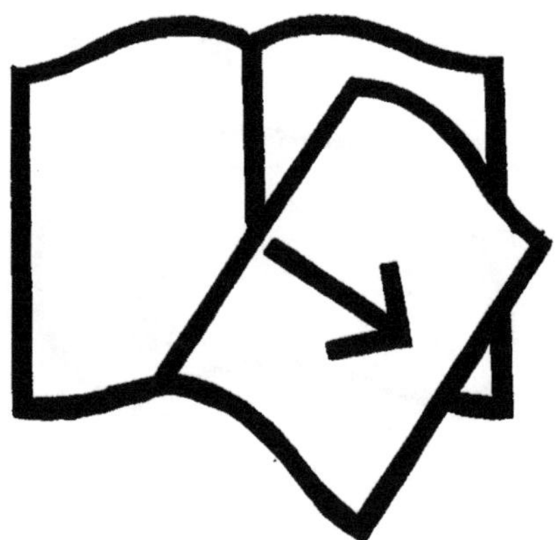

Couverture inférieure manquante

CHRONIQUE

DE

L'HYGIENE EN EUROPE

PAR

A. HAMON

MEMBRE ✦ DE ✦ LA ✦ SOCIETE ✦ FRANCAISE ✦ D'HYGIENE

*Membre Correspondant de la Société d'Hygiène de la Province de Québec,
De la Société de Climatologie d'Alger, Della Societa Fiorentina
d'Igiene, Della Associazione Nazionale Italiana degli
scientifici, letterate ed artisti, etc.*

(Publication du Journal d'Hygiène Populaire.)

W. F. DANIEL,
IMPRIMEUR-EDITEUR-RELIEUR
23 et 25 Rue Ste-Thérèse, coin de la rue St-Gabriel, Montréal.

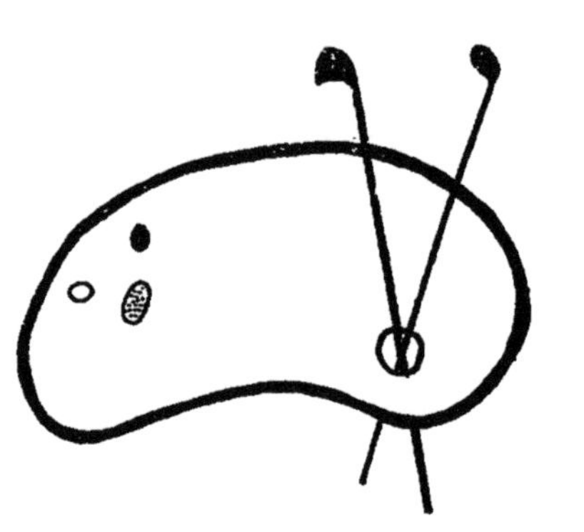

FIN D'UNE SERIE DE DOCUMENTS
EN COULEUR

DE

L'HYGIÈNE EN EUROPE

PAR

A. HAMON

MEMBRE ✦ DE ✦ LA ✦ SOCIÉTÉ ✦ FRANÇAISE ✦ D'HYGIÈNE

Membre Correspondant de la Société d'Hygiène de la Province de Québec,
De la Société de Climatologie d'Alger, Della Societa Fiorentina
d'Igiene, Della Associazione Nazionale Italiana degli
scientifici, letterate ed artisti, etc.

(Publication du Journal d'Hygiène Populaire.)

W. F. DANIEL,
IMPRIMEUR-ÉDITEUR-RELIEUR
23 et 25 Rue Ste-Thérèse, coin de la rue St-Gabriel, Montréal.

DU MEME AUTEUR.

Distribution de l'électricité.—*Cosmos les Mondes.*—Paris, 1881-1882

L'exposition d'électricité.—*Science populaire.*—Paris, 1881-1882.

Causeries scientifiques.—*Mot d'ordre.*—Paris, 1882.

Empoisonnement des eaux potables par le plomb—*Hygiène pour tout*—Nos. 17 à 30—Paris, 1882.

Le Fouta Djallon—*Cosmos les Mondes*—Paris 1882.

Les tuyaux en plomb et la responsabilité des Compagnies d'eau—*Cosmos les Mondes*—Paris 1884.

Trichine et trichinose—*Progrès Français*—Paris, 1884.

Etude sur les eaux potables et le plomb—brochure in 18 de 72 pages—Paris 1884.

Articles sur l'hygiène—*Journal d'Hygiène*—Paris, 1884,1885,1886.

Sull'uso dei tubi di piombo per la canalizazione delle acque in Roma—*Rivista italiana di terapia e Igiene*—Plaisance, 1885.

Contribuzione allo studio delle azione sull'nostro organismo delle dosi infinite-simali di piombo—*Rivista italiana di Terapia e Igiene*—Plaisance, 1886.

L'eau à la ferme et au chateau—*Almanach Barral* pour 1886—volume in 18 Paris, 1885.

Les conduites d'eau à Naples—*Journal Barral*—Paris 1885.

Les conduites d'eau à Prague et à Vienne,—*Journal Barral*—Paris 1885.

Le faiseur d'hommes.—*Journal Barral*—Paris 1885.

L'Alcool, l'absinthe et les intoxications chroniques,—*Journal Barral*—Paris, 1885.

La Femme—*Journal Barral*—Paris 1886.

Le Darwinisme—*Journal Barral*—Paris 1886.

Viviendas insalubres en Francia—*La Hygiene Madrid.*

Tubos para Conducoion de Agras—*Industria e Invenciones*—Barcelone, 1886.

CHRONIQUE DE L'HYGIENE EN EUROPE.

———

Partout dans notre vieille Europe, les questions d'Hygiène et d'assainissement sont à l'ordre du jour. L'Allemagne, l'Autriche ont des Instituts d'Hygiène ; l'Angleterre a un musée fondé par l'illustre hygiéniste Parkes ; la France n'a pas encore d'écoles spéciales d'hygiénistes, mais ses professeurs qui, dans ses facultés, enseignent cette science si importante, sont justement renommés. Partout il s'est fondé des sociétés et des journaux d'hygiène. Partout en un mot, l'hygiène si délaissée conquiert le rang qui lui est dû, c'est-à-dire le premier.

Toutes les villes s'occupent de leur assainissement, toutes ont nommé des Commissions pour rapporter sur l'évacuation des vidanges, le système des égouts, la distribution d'eau, etc.

Nous voulons dans l'intérêt de nos lecteurs leur faire connaître ce qui est résulté de l'étude des hommes compétents qui formaient ces commissions.

De l'évacuation des immondices et vidanges de la ville de Prague.

Notre savant collègue de la Société Française d'Hygiène, le Dr Popper, membre du Conseil d'Hygiène de Prague, nous avait envoyé, peu de temps avant qu'il ne fut ravi (trop tôt, hélas !) à la science, des documents très importants sur l'assainissement de Prague (1)

Prague est actuellement desservi, pour l'évacuation de immondices et matières fécales, par un système de canaux ou d'égouts fort défectueux qui viennent aboutir dans la Moldau (2) Ces égouts ont

(1) Ueber die Reinigung und entwasserung der Stadt Prag par le Dr. Popper 1883.

Zweiter Bericht uber die Reinigung und entwasserung der Stadt Prag par le Dr. M. Popper Prague 1884.

Beright uber die Thatigkeit des Prager Stadt. gesudheitrathes im Iahre 1883 par les Dr. I. novaki, Popper et Pelc. Prague 1884.

(2) Fleuve qui traverse Prague.

une pente insuffisante, les immondices y séjournent et donnent, par leur putréfaction, naissance à des gaz pestilentiels qui envahissent les rues et les maisons.

Ces matières parviennent à la Moldau près des prises d'eau destinée à servir à l'alimentation. De là résulte une eau alimentaire non potable.

En un mot, le système actuel de Prague est tout à fait indigne d'une grande ville, selon la propre expression du Dr Popper, tant au point de vue de l'hygiène que de l'esthétique.

Justement ému par un tel état de choses, le Conseil d'Hygiène de Prague n'hésitat pas à nommer une commission qui chargea le Dr Popper et l'ingénieur Kaftan de faire un rapport sur cet question.

Mr Kaftan se chargea de la partie technique, tandis que notre ami s'occupa de la partie hygiénique.

Tout système d'égouts acceptable, pour tous les hygiénistes, doit remplir ces trois conditions primordiales : 1o. Elimination instantanée des matières fécales ; 2o. Evacuation rapide des eaux pluviales, industrielles et ménagéres ; 3o. Desséchement et drainage du sous-sol.

Les fosses fixes ou mobiles ne répondent à aucune de ces exigences, même évacuées pneumatiquement.

Le système de Liernur, qui marque un véritable progrès sur les précédents, laisse complètement de côté les deux dernières conditions, du moins en pratique. L'évacuation des matières fécales elle-même n'est pas toujours parfaite. Les obstructions sont fréquentes dans les conduits, surtout dans les privés des classes pauvres. De l'aveu même du collaborateur de Liernur, Mr de Bruyn-Kops, ces engorgements à Amsterdam se sont élevés, pendant l'année 1882, au nombre de 825 dans les cabinets et de 28 dans les conduites.

Ce système ne comporte pas de water-closets, qui seuls s'opposent absolument à l'intrusion dans les appartements des odeurs et des émanations provenant des tuyaux de chute ou des réceptacles des déjections. Ce n'est qu'en acquittant une taxe assez forte, qu'un propriétaire peut assurer à son immeuble le bénéfice des water-closets. Aussi n'y a-t-il à Amsterdam que *six* maisons qui aient accepté cette charge. En somme, le water-closet qui est la règle dans le système *tout à l'égout*, n'est que l'exception dans le système Liernur.

On a fort vanté l'avantage que possède ce système, et qui est la possibilité d'utiliser les matières fécales en produisant un engrais très riche et très recherché par les agriculteurs. Cet avantage, si tant qu'il en existe, serait acheté au prix d'émanations fétides et dangereuses. D'ailleurs, la fabrication de la poudrette ne produit aucun bénéfice.

Popper donne des renseignements précieux sur ce système considéré au point de vue hygiénique. La garnison de Prague est casernée dans deux sortes de bâtiments dont l'un a ses tuyaux de chute directement en communication avec les égouts, l'autre a des fosses évacuées par le système Liernur.

Dans les casernes de ce système, sur 1000 hommes, en 1873, il y eut 33 atteintes cholériques, et dans les autres il y en eut seulement quatre. De même pour la fièvre typhoïde. Le système Liernur n'a donc sur les autres aucun avantage hygiénique, tandis que l'application " du tout à l'égout " a réduit la mortalité de toutes les villes qui l'ont adopté.

Ce fait a été constaté pour l'Angleterre dans le " Ninks report of the medical officer of the privy council, " pour l'Allemagne à Hambourg, Dantzig, Breslau, Francfort, Munich, Berlin.

Ainsi Dantzig n'a sa calanisation terminée que depuis 1872, sa mortalité y a diminué : avant 1872, il y avait 33 décès par mille habitants.

Stuttgard possède des fosses fixes, Amsterdam le système Liernur, et Francfort le système de tout à l'égout ; voici les résultats concernant la diphtérie dans ces villes.

Décès par 10000 habitants de 1880 à 1882.
Stuttgard..................8.6
Amsterdam. 4.9
Francfort.................3.1
Par 1000 décès généraux.
Stuttgard...39.4 provenant de la diphthérie
Amsterdam..19.7   "   "   "
Francfort.. 16.0   "   "   "

On a reproché à la calanisation d'avoir les mêmes inconvénients que les fosses fixes par leur perméabilité. Ce fait est inexact pour trois raisons. D'abord la surface filtrante, formée par la somme des surfaces de toutes les fosses, est de beaucoup supérieure à la surface présentée par les parois des canaux. Ainsi à Munich, la surface des fosses de deux rues mesurait autrefois 33 000 mètres carrés alors que la surface des canaux qui les ont remplacées est seulement de 26000 mètres carrés, de plus le contenu des canaux est beaucoup plus dilué que celui des fosses.

On a accusé les dépots qui peuvent se former dans les canaux et le revêtement qui s'attache parfois aux parois, de servir de terrains de culture aux germes des égouts qui peuvent se répandre dans l'air des villes. Des recherches faites à Berlin ont démontré l'innocuité de ces revêtements et de ces dépots. Ceux-là sont composés de charbon, de fétus de paille, de papier, de fibres, de végétaux, etc, et ceux-ci de sable, de gravier, de marc de café, etc. Ces matières ne peuvent en rien favoriser le développement des microbes que les égouts contiendraient. L'existence de ces microbes n'est rien moins que prouvée, car Fisher à Hanovre n'a pu obtenir de culture en faisant passer de l'air des égouts dans des liquides appropriés.

La Commission du Conseil d'Hygiène de Prague conclut donc au *tout à l'égout.* Dans ce système, il existe deux aboutissants : 1o.—Envoi des eaux impures au fleuve. 2o.—Utilisation agricole de ces eaux par arrosage.

A Prague, ce dernier aboutissant serait très onéreux.

Il aurait fallu en effet élever les eaux impures jusqu'au dessus d'une colline assez élevée.

La Moldau ayant une vitesse de 1m50 par seconde et débitant 53 mètres cubes par seconde, il n'était pas dangereux d'y projeter les eaux des égouts.

Prague avec ses faubourgs compte 260 000 habitnts, soit en moyenne chaque jour 260.000 kilogrammes de matières fécules (en admettant 1 kilogramme par habitant).

La dixième partie seulement constitue la substance sèche, cela fait donc 26000 kilogrammes d'éléments solides. Ces matières entrainées par l'eau de nettoyage sont considérablement diluées à un millième, et comme elles arrivent dans le fleuve où elles se diluent

de nouveau à 1/150, on voit que l'eau de la Moldau ne contient par
litre que 1/150.000 de matières provenant des égouts. Cette eau est
tout à fait inoffensive, surtout à cause de la rapidité du cours de ce
fleuve. Le Conseil Communal de la Ville a adopté les conclusions
du Conseil d'Hygiène, et Prague aura une canalisation telle que
toutes les eaux ménagères, industrielles et de vidange iront direc-
ment se jeter dans la Moldau. Les anciens canaux seront supprimés.

<h2 style="text-align:center">LES VIDANGES A PARIS.</h2>

La cause principale de l'insalubrité des habitations de Paris
réside évidemment dans l'infectante installation des lieux d'aisances
réglée par une ordonnance royale du 24 Septembre 1819. Cette
ordonnance règle la construction des fosses, des tuyaux de chute et
d'évent ; mais elle a laissé toute liberté pour la construction des
fosses, des tuyaux de chute et d'évent ; mais elle a laissé toute liberté
pour la construction des appareils de siège et des cabinets qui les
contiennent ; elle n'exige donc aucune fermeture de ces sièges et ne
réclame aucune condition pour les dimensions, éclairag et ventilation du cabinet. La Commission des logements insalubres dans
son rapport de 1880 a constaté : " qu'on établit des cabinets d'aisance qui ne sont point aérés directement ou d'autres qui sont
primitivement éclairés et aérés au travers de murs mitoyens, et
qui plus tard se trouvent privés de ces moyens de salubrité tempo-
raires par suite de modification des murs mitoyens. Ils deviennent
alors sombres et infects n'étant plus aérés et éclairés directement
sur le dehors mais seulement à l'intérieur de l'habitation qui de-
vient ainsi forcément le passage obligé de toutes les émanations
infectes et dangereuses.

" On installe aussi des privés non munis d'appareils à fermeture
et avec des murs perméables et non peints. Il arrive enfin que des
habitations n'ont pas de cabinets en nombre suffisant ou sont trop
éloignés des logements. De là une double cause d'insalubrité pour
les habitants qui en sont souvent réduits à jeter dans leurs plombs
les matières et les urines. "

D'après l'ordonnance de 1819, les tuyaux de chute doivent être
verticaux, avoir un diamètre de 20 centimètres pour la fonte et de
25 pour la terre cuite. Ces derniers tuyaux se rompant fréquemment sont à peu près abandonnés, mais ne sont point interdits. Les

tuyaux de chute et les tuyaux d'évent prennent naissance à l'intrados de la voûte des fosses. Les joints sont à emboîtement simple scellés au mortier de ciment ou au mastic; ils n'offrent aucune résistance notable au tassements des murailles. Des fissures se produisent, les gaz pénétrent dans les appartements, et de graves accidents peuvent en résulter.

Le danger est encore plus grand lorsqu'au lieu de simples fissures, il s'agit de larges ouvertures béantes des sièges d'aisances non hermétiquement fermés. Le seul remède à cet état anti-hygiénique consiste dans l'emploi de water-closets et de la fermeture continue et absolue des sièges par un siphon hydraulique.

Malheureusement à Paris toutes les maisons des ouvriers, celles des anciens quartiers de Paris sont dépourvues des water-closets.

Les immeubles riches en possèdent bien mais la plupart du temps l'eau manque dans les petits réservoirs installés au dessous des sièges d'aisance; quelques constructeurs alimentent directement leurs appareils sur la conduite d'eau pure. On ne peut trop protester contre cette coutume qui peut donner lieu à des épidémies fort graves. Ce procédé est défendu en Angleterre, en Amérique, à Prague. Les appareils les plus fréquemment employés à Paris présentent de nombreux défauts qui devraient nous en faire rejeter l'emploi. On devrait donner la préférence aux systèmes anglais et américains.

Il est rare que les cabinets d'aisance soient munis d'urinoirs, cependant c'est indispensable quand les cabinets d'aisance sont fréquentés par les hommes.

Les urinoires publics qui sont nombreux à Paris (près de 3500) sont en ardoise, ou en fonte, ou en fonte émaillée, ou en ciment. Souvent l'urine rejaillit sur les vêtements et séjourne dans l'urinoir. Il serait à désirer que l'urinoir fût en forme de petite niche en porcelaine ou verre, placé à la hauteur de soixante centimètres et que la cuvette fut toujours pleine d'eau.

Les défections humaines solides et liquides tombent dans des fosses fixes ou mobiles ou vont directement à l'égout.

FOSSES FIXES.—Les fosses d'aisances furent rendues obligatoires à Paris par arrêt du parlement, en date du 13 Septembre 1533. Cette création était destinée à détruire l'état déplorable dans lequel se

trouvaient les rues de Paris, encombrées d'immondices de toute sorte.
Ces fosses n'étaient souvent que de simples excavations pratiquées
dans le sol, les liquides s'infiltraient à travers la terre perméable et
allaient infecter les couches d'eaux souterraines qui alimentaient
les puits. Ces eaux étant sulfatées, il se produisait de l'hydrogène
sulfuré. Encore maintenant les eaux des puits du quartier de
l'hotel de Ville ont une odeur non douteuse de matières fécales.

Ce déplorable état de choses se perpétua jusqu'au 10 Mais 1809,
époque à laquelle un décret imposa des règles fixes pour la construction des fosses :

1o. Toutes les fosses auront sous clef une hauteur suffisante pour
qu'un homme puisse s'y tenir debout;

2o. On n'emploiera plus que des pierres siliceuses réunies au
mortier hydraulique.

3o. Les angles seront arrondis ;

4o. L'ouverture d'extraction aura une dimension triple de celle
rigoureusement nécessaire au passage d'un homme.

5o. Enfin deux ouvertures seront ménagées, l'une pour la chute
des matières et l'autre pour donner issue aux gaz qui seront conduits par un tuyau au dessus de la toiture des maisons. "

Ce réglement eut pour résultat le remplacement des anciennes
fosses perméables par des réservoirs plus étanches.

Cependant les premières existent encore dans certaines vieilles
demeures. Malgré une construction plus rationnelle et l'inspection
officielle des fosses après la vidange, on est forcé de reconnaître que
les réservoirs ne sont jamais étanches. Il se produit des fuites des
infiltrations à la faveur desquelles certaines maladies peuvent se
propager. (1)

Les propriétaires, aux frais desquels s'opère la vidange, ont un
intérêt à en restreindre le volume ; ils défendent de jeter de l'eau
dans les cabinets et mêmes les urines, ils ne veulent pas entendre
parler de water closets. Comme nous l'avons dit, il ne s'agit que
des propriétaires d'immeubles situés dans des vieux quartiers ou
dans des quartiers excentriques.

La vidange de ces fosses est faite la nuit à l'aide de pompes ; ce
procédé répand dans l'air des odeurs désagréables qui ne sont pas

sans danger. Ces matières sont traitées dans des usines placées dans les environs de Paris, Bondy, Billancourt, etc. Ces usines, ces déposit irs infectent Paris et sa banlieu au point de les rendre inhabitables en certaines saisons. Tous ces inconvénients fort graves n'existeraient pas si on supprimait les fosses fixes. Aussi c'est l'opinion de tous les hygiénistes et comme l'a dit le Professeur Vallin : " S'il est un point sur lequel tout le monde est d'accord au moins en principe c'est de supprimer les fosses fixes."

Le 10 Mars 1852 un décret avait rendu obligatoire à Paris des fosses fixes à séparateur. Les matières solides et liquides tombaient dans des récipients percés de petits trous par lesquels les liquides s'échappaient pour aller directement à l'égout. Ce système qui exposait les vidangeurs à de très graves dangers est maintenant en partie abandonné.

Il existe aussi à Paris des fosses fixes à syphon connues sous le nom de vidangeuse automatique Mouras. Cette vidangeuse consiste en un réservoir en tôle galvanisée, elle est remplie d'eau. Ce réservoir hermétiquement clos est muni d'un tuyau d'évacuation qui va directement à l'égout, et d'un tuyau de chute venant des water-closets. Les tuyaux de chute et d'évacuation plongent dans l'eau de la fosse d'une quantité variable suivant la grandeur de la fosse et le nombre de personnes auxquelles elle est destinée : il n'existe donc aucune ouverture qui met en communication l'air extérieur avec la fosse.

La vidangeuse étant remplie d'eau, s'il y entre un premier litre de matières fécales, il en sortira un litre d'eau qui ne sera que de l'eau pure; mais après un certain temps de fonctionnement quand la matière fécale sera entrée en quantité suffisante, le liquide de vidange ou de sortie commencera à se montrer trouble et de couleur un peu brune pas trop foncée. Quelque prolongé que soit le fonctionnement de la vidangeuse, le liquide qui sort est toujours à peine trouble. Il faut naturellement jeter de l'eau dans l'appareil après chaque fois que l'on en fait usage. L'illustre abbé Moigno, que la Science a malheureusement perdu l'année dernière, est le premier qui ait fait connaître cette vidangeuse. Il a dit : dans son célèbre journal " Le Cosmos les Mondes " qu'il se faisait au sein de la vidangeuse un travail de fermentation complètement imprévu, qui dissout, dans un temps plus ou moins court, les matières fécales les plus solides et dévise les corps étrangers en grains ou filaments si ténus qu'on les voit à peine flotter dans le liquide trouble sans que celui-ci forme de dépot adhérent aux parois des vases ou des tubes par lesquels il s'écoule.

Ces phénomènes de décomposition ou de dissolution ont été constatés par des expériences. Le liquide expulsé d'une des fosses a été analysé par Mr. de Neuville qui est d'avis que ce liquide peut être jeté à l'égout sans gêner le service actuel. Il peut aussi servir très avantageusement pour graisser les terres. Outre les quelques vidangeuses placées à Paris, il y en a en province, entr'autres aux usines de Logelbach (Alsace Lorraine).

Mr. Thierry-mieg a, à ce sujet, fait un rapport fort remarquable à la Société Industrielle de Mulhouse. L'illustre J. A. Barral, M.Mrs. Hirn, le savant membre de l'institut, et Durand Claye, Ingénieur en chef du service des égouts, ont été d'avis qu'il serait avantageux d'en prescrire l'emploi.

Les fosses mobiles sont en très grand nombre à Paris. Ce sont des tonneaux étanches construits en bois ou en fer d'une capacité maximum de 250 litres. On les installe dans un caveau spécial en ajustant, à leur ouverture inférieure, des tuyaux de chute. Il faut avoir soin d'enlever ces fosses fréquemment et à jour fixe, afin d'éviter les dangers d'infection résultant de leur débordement. Malheureusement en pratique, il arrive très souvent que les caveaux soient inondés de matières qui peuvent être cause de l'asphyxie des vidangeurs. De plus la capacité restreindre de ces tonneaux ne permet pas l'usage d'une quantité suffisante d'eau. Quoiqu'il en soit, le système des fosses mobiles présente un grand perfectionnement sur celui des fosses fixes, parce que les matières ne séjournent pas aussi longtemps.

Les fosses mobiles filtrantes qui existent à Paris, sont des appareils mobiles munis d'une cloison perforée et d'un tuyau d'écoulement des liquides vers l'égout. On sait que les matières fécales se dissolvent entièrement dans l'eau quand elle est suffisamment abondante. Il ne reste donc dans les tinettes filtrantes que des débris de papier, chiffon, etc; tout le reste va à l'égout. Il se produit souvent une infection des maisons qui emploient de telles

12

fosses, car si la grille qui sert à l'écoulement du liquide est obstruée
pour une raison quelconque, les liquides et solides soulèvent le cou-
vercle de la tinette et inondent le sous-sol ou bien montent dans
les tuyaux de chute et peuvent même arriver dans les cuvettes.
Ces inconvénients ont été signalés par le Dr. Gueneau de Mussy qui
en a été plusieurs fois témoin.

Le service des études et travaux neufs a réalisé pendant l'année
1884, par l'application du système dit " tout à l'égout, " l'assainissement complet de l'Hotel de Ville, de la Casernes Schomberg.
du groupe scolaire des rues Cujas et Victor Cousin, du Théâtre
Italien, de deux pavillons de la Caserne de la Cité et d'un certain
nombre de maisons particulières (hotels et maisons de rapports).

Nous empruntons les renseignements qui suivent au remarquable
mémoire " Assainissement de la Seine " du savant Ingénieur en
chef du service des égouts de Paris, Mr. Alfred Durand Claye.

" L'eau est distribuée sur chaque siège d'aisance à raison de dix
" litres au minimum par habitant; les tuyaux de chute prolongés
" jusqu'au dessus des toits de la maison; un syphon hydraulique
" placé au-dessous de chaque siège d'aisance; lavage des chutes
" et conduits d'évacuation par chasses d'eau au moyen du réservoir
" automatique, système de Mr. Rogerfield; des syphons au-dessous
" de chaque pierre d'évier, au pied de chaque tuyau de descente
" d'eaux ménagères avec ventilation à la partie supérieure de ce
" tuyau, et dans les cours au-dessous des bouches d'eaux pluviales;
" des regards convenablement ventilés aux intersections des tu-
" yaux d'évacuation posés en tranchée; un seul émissaire débou-
" chant dans le piedroit de l'égout publique un peu au-dessus du
" radier de cet égout; le branchement particulier isolé de l'égout
" par un mur pignon construit à l'aplomb du piedroit de la galerie
" et ouvert à la maison; enfin un syphon hydraulique portant une
" tubulure sur l'amont, interposé sur la conduite d'évacuation
" avant sont entrée en égout. " Il a été aussi installé des latrines
" publiques et privées avec application du "tout à l'égout" dans
un kiosque de la place de la République. Ces installations ont
donné des résultats excellents, mais il n'en serait pas de même si
toutes les maisons de Paris étaient reliées directement aux égouts.
En effet, les égouts ne tarderaient pas à être infectés malgré les

chasses d'eau que l'on y ferait. Il est de toute nécessité, pour que l'application du " tout à l'égout " devienne une règle et non une exception, que les matières ne parviennent aux égouts que complètement dissoutes et ayant subi une transformation chimique et mécanique. Comme nous l'avons dit précédemment, la " vidangeuse automatique " nous parait être tout à fait convenable pour cet usage.

Actuellement donc, Paris possède beaucoup de fosses fixes, beaucoup de fosses mobiles, quelques vidangeuses automatiques et quelques applications du tout à l'égout. Un grand nombre de maisons renferment des privés infects, et les eaux ménagères, les urines, sont souvent jetées dans les plombs, ce qui est une cause de souillure et de pollutions. Au point de vue des vidanges, Paris a donc beaucoup à faire pour avoir le droit de se dire une ville saine et même propre.

Les Egouts.

Nous ne pouvons mieux faire, pour initier nos lecteurs à cette question fort importante de l'hygiène publique, de suivre de près le remarquable travail qu'un maître en hygiène, J. Arnould, vient de publier. Ce travail forme l'article *Egouts-Egouttiers* du Dictionnaire encyclopédique des Sciences médicales; il est le digne pendant de celui que le même professeur a consacré à *l'Eau* au point de vue de l'hygiène. Nous en avons déjà parlé.

Le mot français *égout* vient de *égoutter*, il correspond à la *cloaca* des latins, au *Sink-Sewer*, *Drain-Sewer* des anglais, au *Sink-Canal*, *Siel-Canal* des allemands, et à la *Fogna* des italiens. Un égout est en général un canal artificiel, habituellement souterrain dans lequel les habitations et les rues des villes déversent les eaux qui les encombrent plus ou moins chargées des souillures domestique et déchets de la vie humaine.

Toute ville, pour évacuer ses immondices, doit avoir un réseau d'égouts, une canalisation. Pour que cette évacuation se fasse dans de bonnes conditions d'hygiène, les égouts doivent satisfaire à certaines conditions qui ont été déterminées par les hygiénistes de tous les pays. Un réseau d'égouts peut être assez exactement comparé au système veineux du corps humain, avec ses ramifications, ses grosses branches et les troncs terminaux. Les rameaux les plus ténus, dit Arnould, commencent sous l'évier des cuisines, au déversoir des eaux de toilette, des baignoirs, sous le water-closets, etc, puis ils deviennent des conduites de maisons, s'abouchent à des branchements plus importants sous la rue et par ceux-ci portent leur contenu jusqu'à un gros tronc commun qui est le collecteur.

A Paris, à Londres, les collecteurs sont au centre, et c'est vers ce centre que concourent tous les égouts ; à Berlin, les collecteurs sont sur la périphérie ; ce système, dit système radial est préférable au premier. Toutefois, les ingénieurs chargés d'établir une calanisation d'égouts, doivent s'inspirer de la situation topographique de la ville et de l'utilisation ou non des eaux d'égout pour l'irrigation des terres. A moins que le fleuve coulant dans ou près de la ville, n'ait un cours très rapide, il ne faut pas que les eaux d'égout y aboutissent.

" Les égouts, écrit le professeur Arnould, sont construits en maçonnerie ou constitués par des tuyaux en poterie, en ciment, en métal. A Paris, la maçonnerie est en ciment et meulière ; à Londres, Berlin, c'est de la brique et du ciment. Les tuyaux dont le diamètre ne dépasse pas 50 centimètres, peuvent être en grès vernissé, poterie, ciment, béton ciment. Les tuyaux en grès ou poterie ont des longueurs variables, 0m60 à 1m.

Les égouts doivent être étanches ; les eaux qu'ils contiennent ne doivent pas pouvoir s'infiltrer dans le sol environnant. D'ailleurs, peu à peu par l'usage, les égouts deviennent imperméables parce qu'il se dépose sur les parois une couche visqueuse de vase qui, pénétrant dans les pores de la construction, les bouche complètement.

Les égouts sont à section circulaire ou ovoïde. Les petites conduites sont cylindriques. Les dimensions des égouts sont calculées sur la masse liquide qu'ils peuvent être obligés de contenir à un moment donné. La pente des égouts a pour but de donner à l'écoulement des liquides qu'ils renferment une rapidité suffisante pour que les phénomènes de putréfaction ne puissent s'accomplir, et qu'il y ait en réalité un éloignement immédiat des immondices. Pour les conduites de maison la pente doit être de 1 pour cent et même de 2 pour cent. Pour les égouts elle doit être de 1 pour 1000 si l'on veut que la vase, le gravier soient facilement entraînés.

Il faut toujours que les égouts soient placés à une certaine profondeur dans le sol pour les garantir de la gelée et épargner à la maçonnerie les ébranlements dus à la circulation des voitures lourdes sur la chaussée. Il faut tenir compte de la couche souterraine, car il est nécessaire de la drainer ; on place alors des drains perméables sous le radier de l'égout. Le drainage du sol ne doit pas se faire avec communication avec l'égout, car il pourrait arriver que l'eau d'égout reflue dans le sous sol et l'infecte.

" Pour introduire, dit Arnould, dans l'égout les eaux de la rue qui charrient habituellement du sable, des excréments d'animaux et divers corps étrangers, on pratique à la surface de la chaussée des ouvertures qu'un branchement spécial fait communiquer avec l'égout et que l'on nomme *bouches d'égout*." Pour empêcher les matières étrangères, pierres, graviers, détritus solides, etc., d'arriver dans le canal de l'égout, on met des récipients destinés à les arrêter, ce sont les grillies des anglais et les *sinkkasten* des Allemands.

Le résidu solide est enlevé périodiquement à la main. Ces récipients sont établis au dessous de la bouche de l'égout ; toutes les projections de la rue y tombent, le trop plein liquide se déverse dans l'égout par un tuyau à siphon pour empêcher les gaz d'égout de remonter à la surface. Ce système n'existe pas à Paris, aussi chaque année, il faut extraire des égouts 80.000 mètres cubes de sable. Pour la descente des ouvriers, il existe des trous ou regards ; ils doivent être verticaux et établis dans l'axe de l'égout au centre de la chaussée ; ils doivent être distants de cent à deux cents mètres ; quand un homme ne peut parcourir l'égout à cause de son trop petit diamètre, le premier de ces chiffres ne doit pas être dépassé.

Les égouts doivent être lavés fréquemment ; comme il n'existe pas dans les villes une suffisance distribution d'eau pour permettre à chacun d'user d'eau à sa volonté, il en résulte que les eaux de toilette, de cuisine, de water-closets qui arrivent à l'égout ne sont pas en assez grande quantité pour laver les égouts en diluant et véhiculant les immondices. On fait alors périodiquement des chasses avec de l'eau sous pression et pour conserver l'énergie qu'a l'eau à son départ on a établi des portes dans les égouts ; ces portes fonctionnent automatiquement ; elles retiennent l'eau ; puis quand celle-ci s'est accumulée elles s'ouvrent et l'eau se précipite. Ce procédé est préférable à celui de Paris, où on sert de bateaux vannes, des wagons vannes.

Les égouts doivent être ventilés ; c'est là un problème difficile à résoudre, car il ne faudrait pas que le gaz des égouts vienne dans l'air des rues. Les procédés employés tant en Angleterre, en Allemagne, qu'en France sont loin de ne pas présenter d'inconvénients. Quand le *tout à l'égout* n'existe pas, les tuyaux de chute des cabinets aboutissent à la fosse fixe ou mobile, et ceux des eaux ménagères au ruisseau qui lui va se jeter dans l'égout. C'est là un système peu hygiénique.

Quand tout ce qui peut être véhiculé par l'eau, va à l'égout, il y a un branchement particulier, soit en maçonnerie, soit de préférence un tuyau en grès, en poterie, se terminant du côté de la maison par plusieurs conduits et du côté de l'égout par une seule bouche. Les conduites de maison sont des tuyaux en poterie, grès ou fonte de 15 à 16 centimètre de diamètre et une pente variant de 1 sur 50 à 1 sur 10. C'est à ces conduites qu'aboutissent les tuyaux de chute des éviers, cabinets de toilette, salles de bains, water closets. Ces tuyaux doivent être à siphon à leur extremité supérieure mais non au bas ; la pratique en a montré les inconvénients. Les tuyaux d'eau des toits aboutissent en général aux conduites de maison. Les tuyaux servent à la ventilation des égouts. Les eaux industrielles ne doivent être projetées dans les égouts que quand elles sont froides et épurées. On doit vérifier souvent et avec soin s'il n'existe pas de fuite dans l'intérieur des maisons.

L'article de l'éminent professeur J. Arnould comprend encore l'étude des égouts d'un très grand nombre de villes ; mais nous n'avons voulu donner à nos lecteurs qu'un aperçu de la construction des égouts en suivant les indications de ce savant hygiéniste qui fait honneur à l'hygiène française.

LES ÉGOUTS A BARCELONE.

Barcelone possède une calanisation des égouts qui mérite de nombreux reproches, selon l'opinion du savant ingénieur des ponts et chaussées M. Pedro Garcia Faria. Cette calanisation est constituée par un réseau de collecteurs et autres conduits de moindre importance. Leur construction a plus de deux siècles d'existence, sauf dans la partie de la ville située à la Rambla où les égouts datent de ce siècle. Il y a quatre principaux collecteurs qui ont les dimensions suivantes à leur section transversale :

collecteurs	largeur	hauteur	pente
de la Rambla	3,m00	2,80 à 2,90	5/1000
de la Murella	2,m00	3,00	1/1000
Riera de San Juan	1,m40	1,80	1/100
"	2,m20	2,10	"
"	2,m30	2,40	"
"	2,m10	1,90	"
de la rue Princesa	1,m50	2,00	2/100 et 1/100

Il existe d'autres collecteurs de différents types. Ainsi rue de la Ronda, il en est un qui a une section transversale, elliptique mesurant 1m30 hauteur comme petit axe, 3m largeur comme grand axe; dans cette même rue il existe un autre égout dont la section a 3 mètres de large sur 2 mètres de haut.

Les ruisseau qui viennent des montagnes voisines de Barcelone, aboutissent à d'autres collecteurs. Enfin il existe dans beaucoup de rues un système d'égout dont la section transversale mesure 1m80 hauteur. 1m20 largeur. C'est le type ordinaire admis pour les rues d'au moins 20 mètres de largeur. La pente générale de toutes ces constructions est de 1 à 2,50 pour cent pour les égouts qui vont directement à la mer. Elle varie pour les rues transversales. Le reste des égouts a de 0m50 à 1m de largeur; ceux de construction plus récente ont en moyenne 1 mètre de hauteur, 1 m de largeur.

La situation du réseau d'égouts qui vient d'être brièvément décrit est de tout point déplorable, dit notre éminent collègue de la Société Française d'Hygiène, M. Faria dans son intéressante brochure " *memoria, etc.* " Les ordonnances municipales prescrivent la construction des fosses pour chaque maison ; elles ne peuvent recevoir les eaux ménagères ; les eaux pluviales sont les seules qui réglementairement peuvent être versées dans les égouts. Le système de calanisation de Barcelone, au lieu d'être un agent d'assainissement, est converti en une série de fosses immondes dé forme allongée, constituant un réseau de galeries insalubres comme le démontrent les odeurs qui soulèvent le cœur près des bouches d'égouts. Il est donc très important de doter Barcelone d'un système d'égouts abondamment alimenté d'eau qui les maintienne constamment en bon état. Nulle doute que la Municipalité ne le fera, sous l'impulsion des hygiénistes tel que Faria, R. Mendès, Gélabert, Gongora, Cahot, etc.

LES ÉGOUTS A PARIS.

Paris possèdait en 1803 vingt-quatre kilomètres d'égout, en 1840 cinquante kilomètres, en 1850 cent trente six kilomètres, en 1884 sept cent kilomètres. actuellement ce dernier chiffre est dépassé. Paris qui compte 870 kilomètres de rue, exige 1040 kilomètres d'égouts pour être complètement canalisé.

Avant 1852 il était défendu d'envoyer à l'égout les eaux résiduaires des maisons ; mais en Mars de cette année un décret parut qui disait : " Toute construction nouvelle dans une rue pourvue " d'égouts devra être disposée de manière à y conduire ses eaux " pluviales et ménagères.

" La même disposition sera prise pour toute maison ancienne en " cas de grosses réparations, et en tout cas avant dix ans. "

Il résultait de ce décret qu'il fallait un égout de section suffisante dans toutes les rues. En principe, il fut donc admis par la ville que toute rue devra être pourvue d'un égout si elle a moins de vingt mètres de largeur, et de deux égouts latéraux si elle a vingt mètres et plus de large.

Les égouts qui existent à Paris sont de quinze types différents dont les dimensions sont les suivantes. Nous les empruntons à l'ouvrage de l'éminent ingénieur sanitaire Wazon " Principes techniques d'assainissement des villes et habitations :

numéro du type.	hauteur des piedroits	diamètre de la voute	section de l'égout.
1	1m,00	5m,60	17mc,76
2	1m,05	5m,20	17mc,91
3	0m,90	4m,00	11mc,68
3 surb.	0m,60	4m,00	9mc,22
4	1m,05	3m,70	9mc,89
5	1m,50	3m,00	8mc,04
6	1m,50	2m,50	7mc,04
7	1m,45	2m,40	6mc,29
8	1m,25	2m,30	4mc,81
9	1m,35	2m,00	4mc,05

numéro du type.	hauteur des piedroits.	diamètre de la voute.	section de l'égout.
10	1m,15	1m,75	3mc,00
11	1m,40	1m,50	2mc,38
12	1m,65	1m,30	2mc,15
13	1m,45	1m,30	1mc,96
14	1m,55	0m,90	1mc,63

Il y a trois collecteurs généraux recevant de nombreux affluents ou collecteurs secondaires.

Le premier collecteur général, établi sur la rive droite de la Seine, est appelé " collecteur d'Asnières. " Il est des types nos. 1 et 3 et a plus de 9 kilomètres de longueur. Ce collecteur part de l'arsenal, suit la ligne des quais, longe la rue à Clichy en aval du pont d'Asnières.

Les collecteurs secondaires de l'égout d'Asnières sont : 1o. l'égout collecteur des coteaux des types no. 6 et no. 5 et d'une longueur 9350 mètres ; 2o l'égout collecteur Rivoli du types no. 7 et d'une longueur de 3150 mètres ; 3o. l'égout collecteur Sébastopol du type no. 2 et de 1811 mètres de longueur ; 4o. l'égout des petits champs du type no. 9 et d'une l'ongueur de 1212 mètres.

Le second collecteur général, situé sur la rive gauche, est dit " collecteur de la Bièvre. Il part du boulevard St Marcel, reçoit les eaux de la Bièvre, dans la rue Geoffroy St Hilaire, rencontre les les quais au boulevard St. Michel, les suit jusqu'au pont d'Alma où il traverse la Seine en syphon, rejoint la place de l'étoile et débouche dans le collecteur d'Asnières un peu avant son embouchure. Il est des no. 1, no. 3 surbaissé, et a une longueur d'un peu plus de 10 kilomètres. Sur la rive gauche, le collecteur général possède six affluents qui sont : 1o. le collecteur de la Bièvre qui a une longueur de 2.200 mètres ; 2o. le collecteur secondaire du XIII arrondissement de 2500 mètres de longueur ; 3o. le collecteur St. Michel, du type no. 6 et de 1205 mètres de longueur ; 5o. le collecteur de la rue Vaneau de 1950 mètres de longueur ; 5o. le collecteur Montparnasse du type no. 5 et de 3430 mètres de longueur.

Sur la rive droite, ce collecteur général de la Bièvre reçoit deux affluents qui sont : 1o. le collecteur d'Auteuil du type no. 6 et d'une longueur de 2000 mètres environ. 2o. le collecteur de Passy d'une longueur de 2850 mètres et du type no. 6.

Le troisième collecteur général est situé dans la partie nord de Paris ; il est connu sous le nom de " collecteur du nord " ou de collecteur départemental ; il part du cimetière du Père La Chaise suit les boulevards extérieurs, traverse la Villette et va déboucher en Seine à St. Denis et à Gennevilliers par une rigole d'irrigation qui part des fortification à la porte de La Chapelle. Il est des types no 3 et no. 5 et a une longueur de 11760 mètres.

Ce collecteur du nord ne reçoit qu'un affluent, le collecteur La Chapelle du type no. 6 et d'une longueur de 3280 mètres.

Outre les collecteurs, chaque rue est munie d'égouts plus ou moins grands suivant la largeur de la rue. C'est dans ces égouts que viennent se jeter les branchements particuliers que chaque maison doit avoir et a depuis le décret de mars 1852. Les dimensions et forme de branchement privé ont été fixées, en 1854, par un arrêté, c'étaient celles de l'égout No. 12; depuis cette époque on les modifie, et actuellement les dimensions minima sont : hauteur, deux mètres ; largeur 1m30. Cependant dans les voies de petite circulation, on peut, pour les immeubles de moins de 3000 francs de revenu, employer comme branchements particuliers des tuyaux de grès ou de fonte de 0m16 à 0m20 de diamètre pour des pentes de 0m03 par mètre courant.

Les égouts de Paris sont construits en excellente maçonnerie de meulière et de ciment; leur étanchité est absolue. Le type no. 12 qui est le plus fréquent, a une épaisseur constante pour les parois de 0m30. La forme de ces égouts est celle d'un œuf debout sur sa pointe déprimée. Leur pente est de 2 à 3 mètres par kilomètre.

Malgré les 900 ouvriers employés au curage des égouts, ceux-ci sont remplis d'une boue noire, fétide, où les matières organiques se putréfient, se désagrègent. Les lavages par des chasses d'eau ne peuvent entrainer toutes ces matières.

Les égouts recueillent les eaux de pluie, les eaux ménagères, les eaux de lavage des rues et souvent les matières fécales que l'on y jette. C'est ainsi que chaque jour il y est déversé 359000 mètres cubes d'eau vannes qui contiennent 915.450 kilogrammes de matières en suspension. Toutes les galeries sont accessibles aux ouvriers; à l'aide de wagons et de bateaux vannes, des boules du syphon de l'alma, on cure autant que possible les égouts. Des portes de flot placées au débouché des collecteurs empêchent le reflux des eaux de la Seine en temps de crûe.

Le système de calanisation des égouts de Paris est donc dans de bonnes conditions, car, comme le dit Dr. Bourneville dans son " rapport sur le projet de loi ayant pour objet l'utilisation agricole des eaux d'égouts de Paris et de l'assainissement de la Seine, " le mouvement continu des eaux d'égout est assuré dans l'ensemble du réseau, la stagnation qui est fatalement de la fermentation et de l'infection est évitée. Cependant, comme nous le disions, il y a encore de nombreux dépots. Il y a donc des améliorations à faire et nul doute que le savant ingénieur en chef des eaux et égouts de Paris, M. Durand Claye, ne les exécute, avec la plus grande compétence, lui qui connait à fond les égouts de Londres, de Berlin, de Dantzig, de Francfort, etc.

L'ASSAINISSEMENT DE NAPLES.

Naples est en ce moment dans une période de transformation pour ses égouts et pour sa distribution d'eau.

La municipalité avait nommé une commission technique à l'effet d'examiner les projets pour doter la ville du meilleur système d'égouts. Cette Commission, composée de MM. Ruggiero, Florio, Melisurgo, sous la présidence du syndic de Naples, Commandeur Nicola Amore, a examiné ces projets et s'est décidée pour :

—adoption du système anglais à courant continu avec pente, volume et aération nécessaires, avec provision d'eau assez abondante pour diluer et transporter au loin toutes les immondices qui tombent dans le sous-sol.

—pentes suffisantes données aux diverses ramifications de manière à éviter dans les conduites toute obstruction de matières et à faciliter au moyen de pompes élévatoires l'arrivée des eaux cloacales à l'émissaire général de décharge.

—imperméabilité des conduites.

—grand égout collecteur, avec toutes les règles de l'art requises, déversant son contenu en pleine mer, sur un point éloigné des habitations.

D'ici trois mois, la municipalité doit donner son assentiment à ce projet et ouvrir les crédits nécessaires pour sa mise en œuvre. Les fosses fixes qui existent dans une partie de la ville seront supprimées, et le *tout à l'égout* appliqué à Munich, à Francfort sur le Mein, etc, sera établi à Naples.

La quantité d'eau d'égouts qu'il s'agit d'évacuer journellement est d'environ 171,000 mètres cubes. La dilution des matières fécales et des eaux sales qui forment *i rifiutti della citadinanza*, sera facilement faite à l'aide des 169,000 mètres cubes d'eau potable et des 79,000 mètres cubes d'eau de pluie (100 jours de pluie par an en moyenne', qui peuvent être versés après usage préalable dans le système d'égouts.

La question de l'eau potable était non moins importante que celle des eaux d'égouts. Aussi la municipalité napolitaine s'en occupa sérieusement. Les eaux souterraines qui existent à Naples sont de bonne qualité, mais ne sont pas en quantité suffisante, malgré les deux conduites d'eau de source qui existent. Il n'y a en effet que 169,000 mètres cubes d'eau potable par jour soit environ 370 litres par habitant. L'eau du Sérino, qui a été amenée à Naples, est une eau d'une grande pureté ; c'est, suivant l'expression de l'illustre chimistre de Luca, sous tous les rapports, la meilleure des eaux de sources dont il soit fait usage actuellement.

La Compagnie Concessionnaire de cette eau vend 25 centimes le mètre cube pour les usages domestiques ; 10 centimes le mètre cube pour les établissements publics ; 10 centimes par mètre cube pour la force motrice ; 20 centimes par mètre cube pour les diverses industries.

Les grosses conduites de rue et les conduites verticales dans les maisons sont en fer. Le petit tuyautage destiné à porter l'eau dans chaque appartement, ne peut être en terre cuite vu le manque de ductilité de cette matière, ductilité nécessaire pour suivre toutes les courbes des appartements. Ce petit tuyautage devra être construit en une substance telle que tout soupçon de danger pour la santé publique sera écarté.

Il n'a pas encore été décidé quelle serait cette substance. Primitivement la Compagnie des eaux voulait employer des tuyaux de plomb, mais les hygiénistes de Naples entreprirent une campagne contre cet emploi et la question est encore pendante. Le savant Dr. Margotta, membre du Conseil d'Hygiène de Naples, publia dans son journal, *La Gazetta di medicina publica*, des articles contre l'emploi des tuyaux de plomb. Il appela sur ce sujet l'attention du syndic Nicola Amore. La presse quotidienne entra à son tour dans la lice ; les Melisurgo, Fulvio, Gaeta, Novi, Franco, Zinno, etc., reclamèrent la défense d'employer des tuyaux de plomb et préconisant les uns des tuyaux de fer, les autres des tuyaux en plomb doublés d'étain ou encore recouverts de vernis.

Il n'y a encore eu aucune décision prise d'une manière officielle, avons-nous dit, mais cependant le chimiste de la ville dans son rapport " se prononce contre l'usage des tuyaux de plomb " et recommande des tuyaux recouverts d'un certain vernis appelé " *vetere.* " A la fin de Mars dernier, ce rapport n'avait pas encore été présenté à la municipalité, mais dès qu'il le sera, une décision sera prise. Il est à désirer que l'opinion de tous les hygiénistes l'emporte sur les intérêts de la Compagnie des eaux, c'est-à-dire que les tuyaux de plomb soient exclus de toute conduite destinée à l'eau potable.

Lorsque les travaux des égouts auront été exécutés, lorsque la distribution d'eau sera faite d'une manière hygiénique, Naples sera salubre et nous ne verrons plus heureusement décimer la population de cette belle ville.

LES CARACTERES CHIMIQUES DES EAUX POTABLES.

La Société Royale des Sciences naturelles et médicales de Bruxelles avait, en novembre 1884, commencé une important discussion sur les caractères chimiques des eaux potables. De nombreux et savants médecins, hygiénistes et chimistes discutèrent longuement cette question. Ce sont MM. Depaire, professeur ; Van den Corput, professeur à l'université de Bruxelles ; Van de Vyvere, pharmacien, membre de la Commission médicale de Bruxelles ; Crocq, professeur à l'université de Bruxelles, membre de l'Académie de médecine de Belgique ; Herlant, pharmacien, professeur à l'université ; Rommelaere, professeur à l'université, membre de l'Académie de Médecine ; Tordeus, agrégé à l'université ; Héger, professeur à l'Université ; Stiénon, professeur à l'Université ; Wehenkel, directeur de l'école vétérinaire, professeur.

Cette discussion vient de prendre fin par le vote des propositions suivantes faites par M. Depaire :

1o. " L'eau potable de bonne qualité peut renfermer certains composés minéraux dont l'analyse chimique fait connaître la nature et la proportion."

2o- " L'eau de mauvaise qualité alimentaire renferme presque toujours les mêmes composés en quantité exagérée ou d'autres composés minéraux que l'analyse chimique décèle facilement."

3o. " L'eau de bonne qualité est aérée ; l'air qu'elle contient renferme plus d'oxygène que l'air ambiant."

4o. " L'analyse chimique qualitative ne suffit pas pour apprécier la qualité de l'eau ; l'analyse quantitative en faisant connaître la proportion des matières utiles, inertes ou nuisibles fournit les aliments indispensables à la solution du problème."

5o. " L'analyse chimique ne peut donner de renseignements utiles sur l'état morphologique des matières organiques existant dans l'eau, elle en signale seulement la présence."

6o. " L'analyse microscopique permet de déterminer si les matières sont organisées et à quel règne elles appartiennent. L'examen microscopique et l'analyse bactériologique peuvent dans certains cas fournir des indications sur les causes de l'insalubrité de l'eau."

7o. " L'examen complet de l'eau destinée à l'alimentation doit donc comprendre l'analyse chimique, l'analyse microscopique et éventuellement l'analyse bactériologique. Ces méthodes d'investigation ne peuvent s'exclure, elles doivent se prêter un mutuel appui."

8o. " Aucun fait nouveau ne démontre qu'il soit utile de dépasser les limites de cinquante centigrammes de matières dissoutes dans un litre d'eau, admise par le congrès général de Bruxelles de 1852 pour les eaux de bonne qualité."

9o. " On peut considérer comme étant de bonne qualité l'eau qui ne contient pas une proportion de sels minéraux supérieure à 0 gr. 50 par litre, renfermant au maximum 20 milligrammes de matières organiques non azotées, 60 milligrammes d'acide sulfurique supposé anhydre, 8 milligrammes de chlore, 2 milligrammes d'acide nitrique, 5 dixièmes de milligramme d'ammoniaque, 200 milligrammes de chaux, de magnésie et de soude."

10o. " Toute eau contaminée par des sels métalliques autres que des traces de fer, par des déjections animales ou par des résidus industriels ou contenant soit des matières azotées organisées ou altérables, soit des nitrites, soit de l'acide sulfhydrique ou des sulfures, doit être considérée comme puovant être nuisible à la santé." (*)

11o. " Il est facile de s'assurer si l'eau d'alimentation, est altérée par les résidus de la vie ou de l'industrie, en soumettant à une analyse comparative l'eau de la même nappe prise, d'une part en dehors de la zone d'action de ces causes de contamination, d'autre part dans les centres de population ou près des habitations."

Nous partageons entièrement l'avis de la Société Royale des sciences naturelles et médicales de Bruxelles. Il est à désirer que toutes les municipalités, s'inspirant de ces propositions, prennent tous les soins possibles, quand elles dotent une ville d'une distribution d'eau.

L'EAU A PARIS.

La ville de Paris s'alimente d'eau elle-même, c'est elle qui construit et qui entretient les dérivations, les réservoirs, les conduites de distribution ; elle qui établit les usines élévatoires et qui les exploite. C'est d'elle seule, en un mot, que dépendent l'alimentation et la distribution. Il existe actuellement deux calanisations distinctes et différemment alimentées qui desservent :

La première tous les usages qui n'exigent pas une eau de qualité supérieure, c'est-à-dire le service public proprement dit et avec lui la plupart des industries, et l'arrosage des cours, jardins, écuries et remises.

La seconde tous les usages d'appartements et certaines industries spéciales comme les cafés, les restaurants et les fabriques de glace, de boisson ou d'autres produits alimentaires.

La première reçoit les eaux de la Seine. de l'Ourcq, de la Marne. des puits artésiens, d'Arcueil, tandis que la seconde reçoit l'eau des sources de la Vanne et de la Dhuis. Malheusement, comme nous le montrerons plus loin, il arrive souvent que les eaux du premier service sont envoyées dans le second,

Le service public présente quatre zones étagées ; chacune des trois

(*) Ce paragraphe confirme ce que nous avons toujours soutenu à savoir que les eaux distribuées par des tuyaux de plomb, renfermant de ce métal, sont nuisibles à la santé et qu'ils devraient être défendu de faire usage de tuyaux de plomb.

premières reçoit l'eau par une seule ascension et la quatrième par machines et relais.

La zone inférieure est alimentée par le Canal de l'Ourcq terminé depuis 1822, il arrive à Paris à la côte 52, après un trajet de 97 kilomètres. Il se termine par le bassin de la Villette où se fait le partage de ses eaux entre les besoins de la distribution et ceux de la navigation dans l'intérieur de Paris. En route, on a renforcé l'alimentation du canal au moyen de deux usines hydrauliques, qui y élèvent l'eau de la Marne, établies l'une en amont, l'autre en aval de Meaux.

L'étage moyen est alimenté exclusivement en eau de Seine qui est élevé par sept usines à vapeur.

Le troisième étage, qui comprend les quartiers hauts du Nord est alimenté en eau de Marne élevée dans l'usine à vapeur et hydraulique de St Maur.

Le quatrième étage est desservi par des machines de relais établies en trois usines. Les deux premières pour l'eau de la Marne alimentent les sommets de Belleville et de Montmartre; la troisième pour l'eau de l'Ourcq alimente les buttes Chaumont, l'abattoir de la Villette.

Le bois de Vincennes est alimenté en eau de Marne, le bois de Boulogne partie en eau du puits artésien de Passy, partie en eau d'Ourcq, partie en eau de Seine.

Cette spécialisation de chaque nature d'eau n'est pas absolue et peut varier en cas de besoin.

La consommation domestique est alimentée dans les quatre cinquièmes de Paris par la dérivation de la Vanne et dans le dernier cinquième (quartiers hauts de la rive droite Charonne à Passy) par la dérivation de la Dhuis avec service de relais pour Belleville et Montmartre

La Dhuis est un petit affluent du Surmelin et n'a qu'une source située a 128 mètres d'altitude et à plus de 130 kilomètres de Paris. Le réservoir où cette dérivation aboutit est à la côte 108, l'aqueduc n'a donc une pente de 20 mètres répartis entre les 130 kilomètres de longueur. L'aqueduc est en maçonnerie et placé sous terre, sauf pour le passage des vallées qui se fait au moyen de syphons formés de tuyaux de fonte.

La Vanne est un affluent de l'Yonne ; il y a plusieurs sources qui donnent ensemble plus de 100,000 mètres cubes par 24 heures.

La dérivation de la Vanne comprend :

1o. Un collecteur, aqueduc de plus de vingt kilomètres, qui, par l'intermédiaire d'aqueducs secondaires, de cinq usines hydrauliques, et d'une usine à vapeur recueille le débit de toutes les sources et celui de nombreux drains.

2o. Un aqueduc de 136 kilomètres de développement dont 17 de syphons et 14,5 d'arcades. Toutes les eaux assemblées arrivent à Paris dans un réservoir à la côte 80.

La capacité totale des réservoirs d'eau de Seine et d'eau de Marne est de 110.000 m. c. Celle des réservoirs d'eau de Dhuis et d'eau de Vanne s'élève à 364,000 m. c. Le réservoir de Montsouris qui reçoit les eaux de la Vanne a trois hectares de superficie et près de 250.000 mètres cubes de capacité.

Ces réservoirs sont en maçonnerie et à deux étages, l'étage supérieur voûté qui reçoit l'eau de source, l'étage inférieur qui en général reçoit de l'eau de rivière.

Le réservoir de Ménilmontant, qui est destiné à l'eau de la Dhuis, a, à son étage inférieur, de l'eau de la Marne. Ces deux étages devraient être indépendants, mais malheureusement ils communiquent entre eux et il arrive que l'on envoie de l'eau de rivière dans l'étage réservé aux eaux de sources. Le professeur Vallin l'a prouvé dans une série d'articles qui parurent, il y a deux ans, dans la Revue de d'hygiène et de police sanitaire.

Il y a en tout 17 réservoirs dont la capacité totale est de 519.000 mètres cubes, car les réservoirs destinés à l'eau de l'Ourcq contiennent 38.000 m. c.

Le réseau de la canalisation est très important ; au premier janvier 1884, il y avait 1916 kilomètres de conduites de fonte pour les rues, boulevards, etc.

Dans cette quantité n'est pas comprise, la calanisation des bois de Boulogne et de Vincennes, des parcs, squares, jardins, cimetières. Depuis cette époque, la calanisation a augmenté et chaque jour elle augmente. Le diamètre des conduites s'élève actuellement jusqu'à 1m30 et ne s'abaisse que très exceptionnellement au-dessous de 0m10

Voici comment ces conduites se répartissent :

74,3 kilomètres de conduite, dont le diamètre est 0m06 et au-dessus.

1156,3	"	"	0 10
144,6	"	"	0 15
104,0	"	"	0 20
57,7	"	"	0 25
76,5	"	"	0 30
21,7	"	"	0 35
78,2	"	"	0 40
70,3	"	"	0 50
72,8	"	"	0 60
34,7	"	"	0 80
15,3	"	"	1 00
8,4	"	"	1 10
1,5	"	"	1 30

1916,0

La calanisation des conduites maitresses est en général double pour permettre de distribuer séparément les eaux de source et les eaux de rivière. Toutefois il est encore des rues où il n'existe qu'une seule conduite. On mélange souvent les eaux entre elles, car ces deux systèmes de conduites communiquent, et, comme nous le montrons ci-après, des analyses chimiques ont prouvé le mélange.

Au 1er Janvier 1884, la calanisation desservait 78.000 branchements dont 16.000 alimentent les appareils de la rue, et 62.000 font le service des immeubles.

Actuellement, ce nombre s'est un peu élevé.

Voici la répartition des appareils du service public desservi par les 16000 branchements :

bornes fontaines ordinaires..........................	349
bouches d'eau sous trottoir.........................	5969
bouches de puisage pour marchés forains...........	21
poteaux d'arrosement..........	49
bouches d'arrosement au tonneau..................	193
" " à la lance......	4463
bornes fontaines repoussoir ordinaires..............	79
" " brevetés...................... .	392
fontaines Wallace..................................	140
coffres d'incendie..........	34

bouches d'incendie pour pompes à vapeur.......... 2338
bureau de stationnement.... 184
urinoirs à rosage ou à cuvette de deversement...... 1359
cases supplémentaires et urinoirs.... 2063
fontaines monumentales..................... 72
fontaines de puisage à la sangle avec repoussoir.... 34
effets d'eau pour assainissement de bouches d'égout. 46

Il y a actuellement à Paris 62,000 branchements pour abonnés. Généralement les prises ont lieu en charge c'est-à-dire en laissant la conduite publique en pression. Au départ de chaque prise, il est un robinet qui permet d'isoler, sans trouble pour le service général, tout branchement ayant besoin de réparation.

Les branchements et prises, les colonnes montantes sont généralement en plomb. Quelques architectes font cependant mettre des tuyaux doublés d'étain, ou des tuyaux de fer. On sait que les tuyaux de plomb offrent des dangers pour la santé publique, aussi à Paris, le corps médical s'est-il occupé de cette question. En 1873, 907 médecins de Paris réclamaient la défense d'employer les tuyaux de plomb pour la distribution d'eau. Les ingénieurs nièrent l'action des eaux de Paris sur les tuyaux de plomb. Fordos et plus tard A. Gautier répondirent victorieusement par des analyses.

Ces deux éminents chimistes trouvèrent des quantités de plomb dans les eaux de Paris, quantités que A. Gautier dosât. (*) Sans nous étendre sur cette question du plomb, nous pouvons dire qu'à Paris tous les médecins, tous les chimistes ont demandé, demandent encore la défense d'employer des tuyaux de plomb. Ils se sont heurtés contre la mauvaise volonté des ingénieurs. A l'étranger cette question a été presque toujours résolue par la prohibition des tuyaux de plomb. Espérons et souhaitons qu'il en sera ainsi pour Paris.

Les modes de distribution aux abonnés sont les suivants : à la jauge, au robinet libre, au compteur.

L'abonnement à la jauge est facultatif pour tout le monde ; le robinet libre est encore admis pour le service des appartements

(*) *voir* Le cuivre et le plomb dans l'alimentation et l'industrie" par A. Gautier.—Paris 1883—3 frs—Baillière éditeur.
" Les eaux potables et le plomb " par A. Hamon—Paris 1884.—1 fr 50—Delahaye éditeur.

habités bourgeoisement, c'est à dire où ne s'exerce ni commerce, ni industrie, eu fait ce mode d'abonnement est devenu rare. L'abonnement au compteur est maintenant le plus fréquent et celui qu'on répand de plus en plus.

Dans le système de la jauge, l'eau est livrée par écoulement continu, réglé de manière à fournir en vingt-quatre heures le volume determiné par la police d'abonnement. Un réservoir s'emmagasine et permet de la consommer aux heures et dans le temps qu'on veut, mais le total dont on dispose par jour est matériellement limité.

Avec le robinet libre, on paye à forfait pour une consommation estimée à priori, à tant par jour ; l'estimation est à Paris de quarante-cinq litres par tête si l'on n'a qu'un seul robinet, et de trente trois litres par robinet supplémentaire, si l'on en a plusieurs.

Dans le système du compteur, l'abouné ne s'engage que pour un certain minimum et il peut consommer quand, il lui plait, des suppléments qu'il paye ensuite au prix du tarif.

Au 1er Juillet 1884, les abonnements se répartissaient ainsi :

A la jauge................ 16823
Au robinet libre........... 2025
Au compteur.............. 41000

total...59.848

A Paris l'abonnement à l'eau. sauf exception, est collectif par immeuble. Le propriétaire s'abonne seul et fournit l'eau à ses locataires ; il est abonné au compteur à l'égard de la ville, mais ses locataires le sont à robinet libre à l'égard de lui-même.

Pour les usages domestiques, l'abonnement à un mètre cube par jour coûte 60 francs par an ; 250 litres par jour, 40 francs par an ; 125 litres par jour, 20 francs par an.

Pour les usages industriels, l'eau de rivière est fournie au prix annuel de 60 frs le mètre cube.

Quand on dépense plus d'eau que l'abonnement n'en comporte, on paie les suppléments à raison de 0 fr. 33 par hectolitre.

En moyenne il est distribué chaque jour à Paris 110555 mètres cubes d'eau de sources, 384843 mètres cubes d'eau de rivières, ce qui fait environ 200 litres par jour et par tête d'habitant. Il y a en plus des pertes car le total des eaux recueillies pour Paris s'élève à 515.000 mètres cubes.

Les eaux distribuées à Paris se répartissent ainsi :

Eaux de sources

    volume distribué aux abonnés........... 91580
       " servi aux établissements publics....... 6315
       " dist. par les fontaines de puisage....... 6160
       " service des incendies et us. div........ 6100

                               total.... 110155

service privé

Eaux de rivières, d'Ourq, etc.
    volume distribué aux abonnés
    rivières, etc...................... 48000
    ourcq............................ 39000
       volume distribué aux établissements publics
    rivières etc...................... 7500
    Ourcq........................... 15150

total pour le service privé et industriel. 109650

service public

    6318 appareils de lavage à 12 mètres par jour.... 75816
    4463 appareils d'arrosage à la lance à 3 mètres.. 13389
    Arrosage au tonneau 12000
    Arrosement des squares et plantations 6000
    Bureaux de stationnement 920
    3422 cases d'urinoirs 8213
    Débits des fontaines monument. 18700
    Bois de Boulogne et Vincennes................ . 30000

total pour le service public 165038

C'est là le quantum d'une distribution moyenne. Beaucoup de causes peuvent influer sur la distribution, on ne peut donc en donner un tableau exact. On voit donc qu'en réalité les parisiens disposent 200 litres d'eau par tête, et si l'on tient compte des pertes, des fluctuations dans le débit, etc, de 220 litres par tête. Cette quantité est de beaucoup trop petite, au dire de tous les hygiénistes.

Nous avons dit que le service de la distribution était divisé en deux parties : eau de source pour les usages alimentaires, eau de rivière et d'Ourcq pour tous les autres usages. C'est là une prétention des ingénieurs du service des eaux ; mais en réalité, il en est tout autrement ; comme l'a écrit le Dr Vallin, on sait bien ce que l'on paye, mais on ne sait pas ce que l'on boit." Mais auparavant de donner les preuves de cette assertion, disons quelques mots de la qualité et de l'analyse des eaux de Paris.

L'eau de l'Ourcq est impotable ; il y a déjà cinquante ans l'ingénieur Geniey's avait dit : " Cette eau ayant peu de vitesse contracte un goût désagréable par son séjour prolongé dans un lit composé de sels calcaires et continuellement rempli de substances organiques en décomposition". Depuis cette époque, cet état n'a fait que croître et embellir ; c'est un véritable cloaque. Chaude en été, froide en hiver, séléniteuse, cette eau contient, d'après les recherches de Proust 14 milligrammes de matières organiques par litre et 8000 colonies de bacteries par centimètre cube. La liquéfaction de la gélatine par les bactéries a lieu le 5ème jour. C'est donc une eau impropre à l'alimentation.

L'eau de Seine soit prise en amont, soit prise en aval, est tout aussi impotable. En octobre 1884, il y eut à l'Académie de médecine une mémorable discussion de laquelle il ressortit que l'eau de la Seine est impropre aux usages alimentaires. Le Dr. Daremberg trouva par analyse dans l'eau de Seine prise en aval une moyenne de 20 milligrammes de matières organiques par litre, et dans celle prise en amont une moyenne de 16 à 12 milligrammes. C'est une quantité vraiment énorme pour une eau destinée à la boisson, car les eaux pures en contiennent environ un milligramme et les eaux utilisables trois milligrammes.

Il y a 30 ans, Ossian Henry avait trouvé en aval 4 milligrammes de matières organiques, la Seine a donc quintuplé sa souillure. Ces substances organiques se décomposent, s'oxydent et par conséquent désoxygèrent l'eau de Seine (0 gr. 004 au lieu de 0 gr. 008 d'oxy gène), Elles donnent naissance à des nitrites, nitrates, sels ammoniacaux, urates, etc. Cette souillure permanente de l'eau de Seine augmente encore lors des grandes pluies, car les égouts roulent vers le fleuve des flots d'eau sales.

Le Dr. Daremberg a institué une expérience d'après laquelle on voit qu'un individu buvant deux litres d'eau de Seine par jour, absorbe en 8 jours un centimètre cube de matières fécales. Une telle eau devrait elle être distribuée dans une ville ? Le Dr. Proust a recherché la quantité de microbes qui se trouve dans un centimètre cube d'eau de Seine ; il y en a une quantité variant de 20.000 à 242000, la liquéfaction de la gélatine commençant le 2 ou 3e jour, c'est-à-dire que cette eau est impropre à l'alimentation. Outre cette grande quantité de matières organiques, les eaux de la Seine contiennent de la chaux, de la magnésie, de la soude, de la potasse, de l'alumine, à l'état de carbonate, de sulfate, de chlorure, de nitrate.

Les eaux de la Seine, souillées comme elles le sont actuellement, sont tout à fait nuisibles pour les usages alimentaires.

Les eaux de la Marne sont plus calcaires que les eaux de Seine, et tout aussi chargées de matières organiques.

Les eaux d'Arcueil sont très calcaires et contiennent peu de substances organiques ; débarrassées de leur excès de chaux, elles deviennent très potables. Les eaux des puits artésiens sont chaudes (28) et ne peuvent convenir qu'aux usages industriels.

Les eaux de la Vanne et de la Dhuis sont d'une grande pureté ; elles constituent le type de l'eau potable par excellence ; les eaux granitiques sont seules plus pures que ces eaux. D'après Daremberg elles contiennent 0 gr. 0026 de matières, 0 gr. 011 d'oxygène par litre.

On voit donc qu'à Paris, il n'existe d'eau qui mérite le titre " d'eau potable " que celle de la Vanne et de la Dhuis. Malheureusement il est encore de nombreuses maisons qui ne reçoivent que de l'eau de rivière ou de l'eau de l'Ourcq. De plus, au moment des grandes chaleurs l'administration donne souvent de l'eau de rivière au lieu et place de l'eau de sources. En outre, il est fait des mélanges dans les conduites, de telle sorte que, qui croit boire de l'eau de la Dhuis ou de la Vanne, boit de l'eau de Seine ou de l'Ourcq.

Le Dr. Daremberg a en effet prouvé, que des fontaines à repoussoir qui, d'après les ingénieurs, ne devaient donner que de l'eau de sources, fournissaient une eau contenant par litre 12 milligrammes de matières organiques. Pendant l'hiver 1882-83, les habitants du quartier de l'Europe se sont plaints de ne recevoir dans leurs maisons, pour les usages de la table, qu'une eau trouble, blanchâtre, fade où l'on voyait parfois remuer des organismes visibles à l'œil nu. C'était l'eau de la Marne en crue. La plupart des hôpitaux étaient, il y a peu de temps encore, alimentés par de l'eau de rivière ; il en était de même de beaucoup de casernes, de l'école des beaux-arts.

Par contre, tous les ascenseurs sont mûs par de l'eau de sources et chaque coup de piston coûte 300 litres (Vallin).

Les eaux de rivière, lorsqu'elles sont envoyées dans les conduites destinées aux eaux de sources, polluent ces conduites et lorsque l'on en envoie de nouveau celles-ci elles se chargent de matières organiques. Daremberg l'a prouvé par des expériences.

En résumé, Paris est actuellement approvisionné de 510000 mètres cubes d'eau par jour, sur lesquels il y a seulement 180000 de véritablement potable. L'arrosage des rues, des jardins, des parcs est très bien exécuté, mais la distribution pour les usages alimentaires laisse beaucoup à désirer tant au point de vue de la qualité et de la quantité de l'eau, que de la nature des conduites, etc.

Le Conseil municipal de Paris a voté des fonds pour amener de nouvelles sources, on doublera à peu près la quantité actuelle d'eaux de sources ; ce n'est pas assez, car maintenant tous les hygiénistes reclament avec raison 1000 litres par jour et par tête d'habitant.

L'EAU A BARCELONE.

La distribution d'eau à Barcelone laisse beaucoup à désirer, non tant pour la qualité de l'eau qui alimente la ville que pour sa petite quantité.

Barcelone compte actuellement environ 200.000 habitants, et il n'y a que 14.000 mètres cubes d'eau distribués chaque jour. Cependant cette quantité peut s'élever à 30.000 mètres cubes à l'époque d'abondance. On voit donc qu'il y a que 50 litres par jour et par tête d'habitant.

L'eau provient de différentes origines. Il y a très peu d'eau de sources, mais différentes rivières envoient leur eau à la capitale de la Catalogne.

Les eaux sont distribuées au moyen de tuyaux en fer fondu pour les grandes artères, fondu et forgé pour les conduites moyennes, en plomb pour les branchements et les colonnes montantes des maisons. Ces derniers tuyaux, d'après les renseignements que nous a envoyé le Dr. Rodrigues Mendés, professeur d'Hygiène à Barcelone, n'ont pas été dans cette ville la cause d'empoisonnements aigus, mais il en est résulté des intoxications lentes revêtissant les formes de différentes névropathies, dyspepsies, anémies, folie, etc. C'est aussi l'opinion que la Real Academia de Medicina y cirurzia de Barcelone a émise dans un rapport du à la science du Dr. J. Cabot.

L'ingénieur Faria partage son avis et dans son mémoire demande comme le Dr. Mendès, Gélabert, le savant directeur de la *Hygiene para todos*, Cabot, etc, que les tuyaux de plomb soient remplacés par des conduites en matière inoffensive.

Le quantum d'eau disponible chaque jour à Barcelone est, comme on l'a vu, beaucoup trop petit. Les hygiénistes de cette ville ont émis le vœu d'avoir 200 litres par habitant, c'est à notre avis encore insuffisant, mais enfin mieux vaudrait cela que ce que cette ville possède actuellement. On a donc proposé, pour amener les 20,000 mètres cubes nécessaires, de dériver de nouveaux rios, le Ter, le Noguéra, ou le Segre. Pour le Rio Noguéra, on offrait de dériver 10.800 mètres cubes par jour, et de rendre chaque mètre cube au prix de 0,20 centimes pour les usages particuliers et 0,06 centimes pour les autres usages. A cet effet, il aurait été construit un canal de 186 kilomètres, dont 46 670 mètres en tunnel et 7.800 mètres de siphon. Le prix total aurait été d'environ 13 millions de francs. Cette proposition n'a pas été acceptée.

Pour le Rio Ter on propose en ce moment de dériver 7200 mètres cubes par jour ; ils arriveront dans un réservoir à 150 mètres au dessus du niveau de la mer ; le prix de cette dérivation serait d'environ 23 millions de francs.

Le tableau de la page suivante indique l'origine des onze principales eaux qui alimentent Barcelone et l'analyse chimique de ces eaux ; nous l'empruntons au remarquable mémoire que l'ingénieur des ponts et chaussées Pedro Garcia Faria a publié sous le titre de " *Memoria saneamiento de las poblaciones, etc*, Barcelona 1885."

ORIGINE ET ANALYSE CHIMIQUE DES ONZE PRINCIPALES EAUX QUI ALIMENTENT BARCELONE.

Résultats des Analyses faites à Paris au Laboratoire dirigé par Durand Claye.

	Rio Besos	Rio Besos Moncada	Rio Leobregat	Pozo de la Companie san Martin provensal	Sociedad ladera derecha del Besos,	Rio Ripollet	Saus Company y compania	Poso Calvet	Poso del Fomento	Agua de horta	Riera dos Riu
Degré hydrotimétrique............	29o	31o	29o	28o	35o	35o	32 o5	25 o5	42o	37o	19o
Résidu de l'évaporation par litre	gr.	gr	gr.	gr.	gr.	gr.	gr.	gr.	gr.	gr.	gr.
Acide sulfurique..................	0 023	0 022	0 107	0 019	0 117	0 032	0 085	0 046	0 030	0 035	0 018
Chlore................	0 025	0 026	0 106	0 035	0 083	0 027	0 101	0 101	0 046	0 116	0 024
Silice..........	0 024	0 041	0 037	0 046	0 057	0 038	0 055	0 035	0 035	0 058	0 060
Peroxyde de fer et d'alumine....	Traces	0 001	0 002	0 016	0 003	0 002	0 002	0 003	0 002	0 003	traces
Chaux	0 116	0 120	0 126	0 018	0 157	0 143	0 138	0 155	0 096	0 155	0 072
Magnesie......	0 035	0 033	0 069	1 139	0 061	0 051	0 074	0 085	0 057	0 044	0 020
Matières combustibles............	0 008	0 009	0 001	0 003	0 004	0 005	0 002	0 009	0 004	0 003	0 011
Acide carbonique................. Alcalis, produits non dosés et perdus	0 145	0 173	0 212	0 175	0 246	0 194	0 253	0 321	0 194	0 233	0 095
TOTAL................	gr. 0 376	gr. 0 425	gr. 0 660	gr. 0 436	gr. 0 728	gr. 0 492	gr. 0 712	gr. 0 755	gr. 0 755	gr. 0 642	gr. 0 300

Pour le Rio Segre, on a proposé de lui prendre 3600 mètres cubes par jour. Enfin la Compagnie des eaux de Barcelone a projeté d'augmenter le volume actuel de 30.000 mètres cubes qu'elle prendrait au Rio Bèsos au moyen de nouvelles machines élevatoires.

On voit que pour approvisionner Barcelone, les projets ne manquent pas, mais jusqu'ici on n'a pas encore passé à la pratique, et Barcelone a toujours une distribution d'eau très insuffisante. Aussi son état sanitaire est loin d'être satisfaisant d'après les renseignements que nous tenons du Dr. Mendès et d'après l'intéressante brochure de l'ingénieur Faria les maladies infectieuses sont très fréquentes.

L'EAU A BUDA PEST.

Buda Pest, la capitale de la Hongrie, reçoit chaque jour pour les besoins de ses 300.000 habitants, de ses rues, de ses boulevards, de ses jardins, un volume d'eau de 55000 mètres cubes. Sur cette quantité 50000 mètres cubes sont pris dans des puits creusés dans le voisinage immédiat des bords du Danube, à l'extrémité nord de la cité. Ces puits filtrent et soutirent l'eau, non du Danube, mais de la nappe souterraine. Les 5000 autres mètres cubes sont pris dans le cours du fleuve et destinés à l'arrosage des rues, des parcs et à l'industrie.

Voici la composition chimique de ces eaux d'après les renseignements que nous tenons du Directeur du service des eaux de cette ville.

Composition chimique,	Résidu fixe.	Alcalinité.	Chlore.	Acide nitrique	Acide nitreux.	Ammoniaque.	Acide corbonique.	Oxygène nécessaire à l'oxydation des substances organiques.
Eau du Danube non filtrée.	21 2	12 5	0 89	0 2	0	0	1 12	0 21
Eau canalisée de la rive gauche.	30 6	20 5	1 92	6 4	0	0	13 2	0 14
Eau canalisée de la rive droite.	29 7	20 0	1 06	3 4	0	0	12 8	0 12

Fodor, le célèbre professeur de l'Institut d'Hygiène de Buda Pest, y a toujours trouvé des microbactéries et moins souvent des mobactéries (bactéries de la putréfaction.) Les crues du Danube influent sur la composition de l'eau, aussi est-elle irréprochable sur certains points et à certaines époques, médiocre ou mauvaise dans d'autres.

La quantité distribuée chaque jour s'élève à 180 litres par habitant. La pression de l'eau envoyée dans les endroits les plus hauts est d'environ 360 mètres au dessus du niveau du fleuve. Les conduites des rues sont en fonte ; elles appartiennent à la ville, qui a obligé les habitants à faire venir l'eau dans tous les cabinets d'aisance des maisons neuves et dans beaucoup d'anciennes. La canalisation de la rive droite date de 1882, avant cette époque il n'y avait que de mauvais filtres de sable. Depuis cette installation, la mortalité a diminué de 23 pour cent. Il y a deux canalisations distinctes, une sur la rive droite, et l'autre sur la rive gauche du Danube. Les conduites de maisons, tuyaux de branchements ou colonnes montantes sont depuis quinze ans en plomb doublés d'étain ; ils n'ont donné lieu à aucune plainte tant au point de vue de l'hygiène qu'au point de vue de la solidité.

Cependant, il est encore des immeubles qui sont canalisés avec des tuyaux de plomb. Steiner a recherché le plomb dans l'eau distribuée par les conduites de ce métal. Ce chimiste a publié les résultats de ses expériences dans les Mittheilungenus dem higienishen Institut der Buda Pester Universitat.

Il a trouvé 0,085 milligrammes de plomb dans un litre d'eau puisé après avoir vidé rapidement la conduite, et 104 millig. après l'avoir vidé lentement ; après vingt-quatre heures de séjour, il y avait 1,221 milligrammes ; après 48 heures 1,7 millig. ; après 7 jours 3,25 millig. ; après un mois 4,7 milligrammes.

Ce savant a conclu de là qu'on ne peut supposer que la population s'astreigne à ne boire de l'eau qu'après l'avoir laissée écouler suffisamment et que par conséquent l'emploi des tuyaux de plomb doit être aboli.

L'EAU A VIENNE

L'aqueduc François-Joseph, qui alimente la ville a été commencé en 1870 ; dès 1873; il amenait l'eau à la ville, mais ce n'est qu'en

1875 qu'il a été complètement terminé. Il reçoit les eaux du Kaiserbrunnen, de la source stierenstein, et de l'Altaquelle (cette dernière source est intermittente. La source Kaiserbrunnen se trouve au pied du Schneeberg à 2074 mètres d'altitude, la source Stierenstein est non loin de là presque à la même hauteur. L'aqueduc jusqu'au réservoir placé sur le Rosenhugel, a une longueur de 94,75 kilomètres, il peut transporter 144,472 mètres cubes d'eau par 24 heures.

A partir du réservoir du Rosenhugel, il y a deux conduites d'un diamètre intérieur de 0m95, ces conduites desservent les réservoirs du Schmelz et du Wienerberge. De ce dernier part une conduite allant au réservoir qui est placé sur l'Aserberge.

Le réseau de la canalisation de Vienne est composé de conduites en fer dont le diamètre intérieur varie entre 0m080 et 0m95. En 1880, le réseau avait 336,56 kilomètres de développement.

Le réservoir de Rosenhugel est " 87m9 au dessus du Danube ; le Schmelz à 81m5 ; le Winnerberge à 89m9 ; l'Aserberge à 50m6. Le dernier dessert la zone inférieure de la ville, tandis que les deux autres desservent la zone supérieure.

Leur contenance est respectivement :

celui de Rosenhugel........................ 30615,14 m. c.
   " " Schmelz..................... 36808,69 " "
   " " Wienerberge................. 17509,52 " "
   " " l'Aserberge................. 11299,45 " "

       Total...................... 96282.80 " "

En 1878, la ville fit creuser, dans la' vallée de la Schwarzau, 4 puits qui sont connus sous le nom d'ouvrage de Pottschach. Il fut terminé cette même année.

L'eau est extraite des quatre puits au moyen de doubles pompes élévatoires dont le piston a 55 centimètres de diamètre ; elle est élevée à une hauteur de 4m,26 et envoyée dans l'aqueduc François Joseph. Les tuyaux d'aspiration de ces quatre pompes ont ensemble une longueur de 413 mètres et sont en fonte. Les machines motrices sont des machines Woolf à condensation d'une force totale de cent chevaux.

Il y a actuellement à Vienne 150 litres par habitant ; cette quantité étant pour tous les usages : boisson, cuisine, arrosage des rues, boulevards, jardins, etc, industrie, lavage, etc. L'eau des sources Kaiserbrunnen, Stivenstein, Altaquelle est d'une grande pureté, l'eau du Pottschach est de qualité un peu inférieure, quoique encore très bonne. Le mélange qui résulte de ces eaux dans l'aqueduc et dans les réservoirs est très bon.

Vienne a donc une alimentation d'eau excellente au point de vue de la qualité, mais elle laisse à désirer au point de vue de la quantité. Aussi, d'après ce que nous a écrit M. François Berger, Directeur des travaux de cette ville (Stadthbau Direktor), étudie-t-on actuellement les moyens d'augmenter le volume quotidien disponible soit à l'aide de pompes pour élever l'eau du Danube, soit en dérivant de nouvelles sources ; si l'on prenait l'eau du Danube, on la réserverait pour les usages industriels, l'arrosage, le lavage, etc.

Il y a, à Vienne, environ 748 bouchesd'eau pour l'arrosage à la lance des jardins, des rues, des boulevards et 566 pour l'arrosage au moyen de tonneaux. Ces derniers servent aussi pour l'incendie.

Vienne compte environ 13,000 maisons dont près de 11000 possèdent une distribution d'eau, sur ce nombre plus de 9,500 ont un compteur.

Depuis 1880, il existe une ordonnance ou instruction obligatoire concernant la distribution de l'eau dans les immeubles. D'après cette instruction, le diamètre des branchements et colonnes montantes doit être déterminé par le *bureau technique* suivant la quantité d'eau demandé par le concessionnaire ; les tuyaux employés devront être, soit de plomb doublés d'étain, soit de plomb sulfurés.

Ils doivent avoir les dimensions et poids suivants par mètre courant.

Diamètre		poids	
Diamètre—13m/m,		poids—2 k 80	
"	20 "	4 " 55	
"	26 "	7 " 25	
"	33 "	10 " 30	
"	40 "	12 " 70	

Pour les grandes quantités d'eau; le diamètre minimum des tuyaux doit être de 55 millimètres, et ces tuyaux doivent être en fer. *On n'emploie plus de tuyaux en plomb ordinaire.*

La distribution d'eau de Vienne a heureusement influé sur la mortalité des habitants ; depuis 1873, date de l'introduction de l'eau de source, jusqu'en 1883, la mortalité par fièvre typhoïde a diminué constamment et progressivement ; il en a été de même pour les maladies de l'estomac et de l'intestin.

Nous devons tous les renseignements qui précèdent à l'obligeance de M. F. Berger, directeur des travaux de Vienne, qui a bien voulu nous envoyer les brochures suivantes :

COMPOSITION CHIMIQUE DES EAUX DE VIENNE.

L'EAU CONTIENT PAR 100,000 PARTIES.

	De la source du Kaiser-brunnen,	De la source de Stirentein	De l'ouvrage de Potts-	RÉSERVOIR DU ROSENHUGEL	
				Après l'arrivée de 32,000 m c. Kaiser-brunnen et 130,000 m. c. du stirenstein.	Après l'arrivée de 12,000 m. c. du Kaiserbrunnen 12000 m. c. du stirenstein et 14000 m. c. du Pottschach.
Substances Isoléés.					
Chlore	0 09	0 20	0 22	0 132	0 356
Acidesul furique	0 60	1 87	1 51	1 251	2 110
Acide silicique	0 18	0 25	0 15	0 208	0 218
Potasse	0 06	....	0 18	0 047	0 094
Soude	0 21	0 43	0 32	0 386	4 466
Chaux	6 09	10 49	8 62	7 390	8 327
Magnésie	0 88	1 72	2 03	1 391	1 638
Oxyde de fer	Traces	Traces	....	0 001	0 001
Substances organiques	0 42	0 60	0 22	0 125	0 177
Acide carboniques	13 89	19 30	18 33	15 517	15 766
Acide carbonique combiné	11 01	18 54	14 20	14 127	14 746
Acide carbonique libre	2 88	0 76	4 13	1 390	1 020
Résidu par dessication	13 87	26 02	22 63	17 580	20 648
Résidu par calcination	13 45	25 42	22 41	17 465	20 571
Eléments Combinés.					
Chlorure de potassium	....	....	0 280	0 073	0 148
Chlorure de sadium	0 15	0 33	0 149	0 181	0 468
Sulfate de Soude	0 17	0 54	0 600	0 694	0 497
Sulfate de potasse	0 11	0 11	....	....	....
Sulfate de chaux	0 76	2 67	1 991	1 473	3 116
Caebonate de chaux	10 31	16 77	14 902	12 115	12 678
Carbonate de magnésie	1 85	3 61	4 236	2 921	3 444
Carbonate d'oxyde de fer	Troces	Traces	....	0 002	0 002
Acide silicique	0 10	0 25	0 150	0 208	0 218
Substances organiques	0 42	0 60	0 220	0 125	0 177
TOTAL	13 95	24 77	22 528	17 729	20 148
Degré hydrotimétriques	13o12	23o09	20o50	10o81	18 79

Statischer Ausweis über die Wasserversorgudg der Stadt Wien Nuch den Stande von 31 December 1883.—Erlauternde Bemerkungen Zum Kataloge der Ausstellungs gegenstande der K. K. Reichshaupt und Residenzstadt Wien in der Ausstellung für hygiene und Rettungswesen in Berlin 1883. Kundmachung Catreffend die abgabe non Wasea aus der Kaiser Franz Josefs. Hochquellen Wasserleitung. Dans lesqueltes nous avons puisé.

L'EAU A PRAGUE.

L'eau potable à Prague est fournie par des puits publics et privés et par la rivière la Moldau. Pour l'alimentation, ce sont les eaux de puits ; ils sont au nombre d'environ 1124 et sont presque tous infectés par des matières fécales. Leur eau est riche en chlorures, acide nitrique et matières organiques. La flore et la faune microscopiques y sont très grandes. Pour les usages de la cuisine, de l'industrie, pour l'arrosage, on se sert de l'eau de la Moldau puisée à l'intérieur de la ville.

D'après Belohoubek, sa composition chimique est la suivante :

Résidu de l'évaporation à 140oc	72,6200 "	milligrammes par litre.		
Perte par calcination........	20,4700 "	"	"	"
Résidu de la calcination.....	51,1900 "	"	"	"
....		"	"	"
....	72,6200 "	"	"	"
Acide silicique.............	5,843 "	"	"	"
Acide phosphorique.........	0,408 "	"	"	"
Acide sulfurique....... ...	5,823 "	"	"	"
Acide carbonique libre......	99,645 "	"	"	"
Chlore	6,377 "	"	"	"
Acide nitrique.............	0,713 "	"	"	"
Oxyde double de fer et d'alumine	2,235 "	"	"	"
Chaux.........	11,232 "	"	"	"
Magnésie....	5,279 "	"	"	"
Potasse....................	4,725 "	"	"	"
Soude.....................	8,062 "	"	"	"
Acide carbonique combiné....	14,780 "	"	"	"
Matières organiques.........	4,782 "	"	"	"
Degré à l'hydrotimètre français	33,33 "	"	"	"

L'eau de la Moldau contient en suspension 8 milligr. 492, dont 1,095 de matières organiques et volatiles et 7,467 de matières minérales.

Cette eau n'était pas filtrée et en quantité insuffisante. Cependant en 1883, la municipalité a fait établir une conduite d'eau qui fournit par 24 heures, 20,000 mètres cubes d'eau filtrée naturellement. Pour les 160,000 habitants de Prague, cela fait une moyenne de 100 à 125 litres par tête.

Le Conseil d'Hygiène (Gesundheitsrath) de cette ville, justement ému de la mauvaise qualité des eaux de puits qui servent exclusivement à la boisson, avait chargé quelques-uns de ses membres, entr'autres notre regretté et savant ami le Dr. Popper, de rechercher des eaux de sources propres à l'alimentation. Après étude, le Conseil préconisa l'eau de source de Melnik-wrutitz. Cette source, située assez loin de la ville, aurait été dérivée au moyen d'un aqueduc. L'eau en était très pure et le quantum disponible pour chaque habitant aurait été d'environ 150 litres par jour. La Municipalité (Stadtsrath) n'a pas accepté ce projet et fait rechercher dans le voisinage de Prague des sources d'eau véritablement potables. Le Conseil d'Hygiène de l'antique capitale des Tchèques a préparé une instruction relative à l'installation des colonnes montantes dans les maisons et propriétés particulières et leurs " branchements sur la nouvelle distribution d'eau." Cette instruction a été acceptée par le Conseil Communal (Stadtsrath) et sera mise en vigueur quand le gouvernement de la Bohème (Stattalterei) aura donné son autorisation, ce qui ne tardera pas.

Voici le résumé des principales dispositions de cette instruction.

1o Les conduites d'eau et autres installations qui en dépendent dans les maisons et propriétés particulières seront désormais établies par les soins d'un entrepreneur agréé de l'autorité compétente, qui examinera tous les projets de construction. Les propriétaires seront tenus de se conformer aux modifications que le magistrat y aura consignées par écrit.

2o Dans l'installation de ces conduites n'entreront que des matériaux ne pouvant causer aucun préjudice à la santé. Les tuyaux en fer devront avoir été fondus debout, émaillés à l'intérieur, revêtus d'asphalte à l'extérieur, examinés et éprouvés à une pression de quinze atmosphères. La couche d'émail ne devra ni s'effriter dans l'eau ni contenir aucune matière nuisible à la santé.

Le diamètre intérieur de ces tuyaux ne sera pas moindre de 50m/m. Poids minimum par mètre courant.

Pour un diamètre de 50 m/m 13 kilogrammes.
  "   "   "   " 80 " 21 "
  "   "   "   " 100 " 28 "

Pour les branchements desservant les ménages, *il est obligatoire d'employer des tuyaux de plomb doublés d'étain* d'après les dimensions et poids normaux suivants pour un diamètre intérieur de

12 millimètres	2,87 kilogrammes	
20 "	4.72	"
30 "	9.25	"
40 "	13.50	"

La couche d'étain sera formée de métal très pur sans aucune trace de plomb et doit avoir au moins $\frac{1}{2}$ millimètre d'étain et celle de plomb doit être telle qu'aucune courbure ne puisse la faire cesser.

" *Les tuyaux de plomb ordinaire sont défendus pour les distributions d'eau.*"

Le magistrat aura toujours la faculté d'autoriser l'emploi de conduits d'une autre composition, quand il en aura reconnu l'innocuité.

3o. Les conduites placées en terre devront être enfoncés à une profondeur de 1m 50 pour éviter la congélation de leur contenu. Dans ce même but, les branchements et les colonnes montantes devront être placés dans des endroits à l'abri des gelées. Toutes les conduites verticales doivent être pourvues à leur extrémité d'une petite chambre à air et d'un robinet pour son écoulement. Toute conduite installée dans les maisons sera munie au point le plus bas et en même temps le plus accessible d'un robinet qui en facilitera le débit ou l'évacuation selon les besoins. Une soupape d'arrêt placée à l'origine pourra supprimer à volonté l'accès de l'eau dans la maison.

4o. Tous les tuyaux d'évacuation seront pourvus de clefs, de grilles serrées et de piston en fonte de fer.

5o. Pour arrêter l'écoulement de l'eau dans les tuyaux, une simple soupape ou robinet à vis sera adapté à la partie supérieure. L'emploi des robinets automatiques est autorisé à la condition que le choc ou coup de bélier produit au moment de leur fermeture n'excède pas une pression d'une atmosphère. Les robinets à clef sont proscrits.

6o. Les privés ne seront jamais en relation directe avec la conduite d'eau, celle-ci doit aboutir à un petit réservoir spécial.

7o. Les conduites établies dans les maisons particulières déjà pourvues de réservoir peuvent être reliées à la nouvelle distribution d'eau si tout le matériel de leur installation est conforme aux prescriptions suivantes :

a Les réservoirs à eau ne seront pas placés dans le voisinage immédiat des latrines, ils seront couverts et peints avec des couleurs inoffensives.

b Pour l'expulsion de l'excédent de l'eau, les réservoirs doivent avoir un tuyau de chute d'au moins 50m/m de diamètre ; et le conduit doit avoir à son point de départ une sphère flottante comme robinet automatique.

8o. Tous les tuyaux exposés à la pression de l'eau doivent avoir été essayés sous une pression de 8 atmosphères et reconnus convenables à l'emploi qui leur est réservé.

9o. Les chaudières ne doivent pas être en communication directe avec les conduites d'eau.

10o. Dans les établissements industriels, les branchements de la conduite d'eau dans la maison doivent être placés à un mètre derrière le compteur. La pose de ces branchements en avant du compteur est prohibée.

11o. L'installateur est chargé d'annoncer au bureau de canalisation d'eau (Wasserleitungsbureau) l'établissement et les conditions du fonctionnement des conduites d'eau dans les maisons. Ce bureau fait partie de l'administration de la ville.

12o. La ville ne livre l'eau au concessionnaire que lorsque la conduite a été visitée avec soin par un de ses employés, qu'elle ne présente aucun défaut, qu'elle a été essayée à la pression voulue et que l'enveloppe du compteur présente les garanties nécessaires.

Les renseignements qui précèdent sont extraits des brochures suivantes que le professeur Popper avait bien voulu nous envoyer peu de temps avant sa mort.

Bericht uber die Thatigkeit des prager stadtischen gesundheitrathes im Iahre 1882—brochure in 8—Prague 1883—

Bericht uber die thatigkeit des prager stadt. Gesundheitrathes im Iahre 1883—brochure in-4o avec carte—Prague 1884.

Gutachten des stadt. Gesundheitrathes uber die projektirte wasserversorgung der K. Hatpstadt Prag.—brochure in 8— Prague 1881.

L'EAU A ROME.

A Rome, l'eau potable nécessaire à l'alimentation de là population est fournie par quatre sources différentes qui sont : Eau Vergine, Eau Marcia, Eau Felice, Eau Paola.

L'eau Vergine ou de Trevi est la plus renommée de toutes les eaux de Rome. Elle sort de la campagne Romaine à 12 kilomètres de la ville et à 30 mètres au dessus de la mer ; elle est limpide, sans odeur, sans couleur, très agréable au goût, bien aérée ; sa température varie de 14 à 15 degrés centigrade. Elle marque 18o25 à l'hydrotimètre. Elle est amenée à Rome par un aqueduc qui, chaque jour, débite 155,271,20 mètres cubes

La Félice, écrit le savant Giuseppe Pinto dans sa remarquable étude sur "Le acque potabili nell' agro romano", nait au cœur de la campagne romaine à 24 kilomètres de la Ville Eternelle et à environ 100 mètres au dessus de la mer. Les 21.632, 80 m. c., qu'elle fournit chaque jour, sont amenés par un aqueduc en partie souterrain, eu partie en arcade. Elle est limpide, incolore, inodore ; sa température est d'environ 16o, et elle mesure 22o5 à l'hydrotimètre.

L'eau Maria provient de différentes petites sources ; elle est amenée à Rome par un aqueduc qui fournit chaque jour 30,326 mètres cubes d'une eau fraiche (12), incolore et inodore, mais contenant beaucoup de sels calcaires, car son degré hydrotimétrique est 25o5.

La Paola provient en partie de sources, en partie du lac Bracciano. Son aqueduc aboutit sur le Janicule à 75 mètres au dessus du niveau de la mer ; il a une longueur de 52 kilomètres et débite chaque jour 80.870 m. c. L'eau Paola est souvent louche et colorée, sa température varie de 12o à 25o et elle marque 11o5 à l'hydrotimètre.

Outre les eaux que nous venons de nommer, différentes petites sources contribuent à l'alimentation de l'antique Cité. Ce sont les eaux "di San Damaso, delle Api, Lancisiana, Innocenziana, del Grillo, Argentina, Sallustiana, San Felice. Ces eaux n'ont, d'ailleurs, pas une grande importance.

L'analyse chimique de ces eaux a été faite par le professeur Mauro et les Drs R. Nasini et A. Piccini qui en ont publié le résultat dans le "Bullettino della commissione spéciale d'igiène del municipio di Roma, année 1884."

Les eaux Marcia, Vergine et Felice sont complètement exemptes de matières organiques, tandis que l'eau Paola en contient quelque peu, probablement d'origine végétale.

L'Aqueduc de l'eau Vergine est en maçonnerie, long de 19 kilomètres ; il dessert les quartiers les plus bas.

L'aqueduc Felice est en maçonnerie, d'une longueur de 36 kilomètres et dessert les quartiers de la partie haute et moyenne de Rome.

L'eau Marcia est amenée à Rome d'abord par un conduit en maçonnerie de 26.809 mètres de longueur et ensuite d'un conduit en poterie de 26,840 mètres de long et de 0,m 60 de diamètre. Elle alimente spécialement les quartiers hauts.

L'eau Paola, dont l'aqueduc est en maçonnerie, alimente spécialement les quartiers au de là du Tibre.

Toutes ces eaux alimentent un grand nombre de fontaines publiques. Les eaux Vergine, Felice et Paolo sont canalisées dans les rues de Rome au moyen de conduites en maçonnerie, mais actuellement on les remplace, au fur et à mesure des besoins, par des tuyaux de poterie comme est maintenant la canalisation de l'eau Marcia.

Pour la distribution intérieure des maisons, les tuyaux employés sont en plomb. Cet usage a donné lieu, en 1885, à un rapport lu à l'Académie de Médecine de Rome. Le rapporteur était le savant Dr Capranica ; il s'était, avec le Dr Colasanti, livré à des analyses qui ont donné pour résultat des traces de plomb dans toutes les eaux de Rome qui avaient séjourné 12. heures dans les tuyaux. La conclusion de ce rapport était celle émise par Vitruve, il y a dix-huit siècles : "On conduira le moins possible l'eau au moyen de tuyaux de plomb si on veut l'avoir salubre."

Les quantités d'eau qui sont chaque jour amenées à Rome sont donc :

Eau Vergine,............	155.271,20 m. c.
Eau Felice,..............	21.632,80 " "
Eau Paola,........	80.870,00 " "
Eau Marcia,.............	30.326,00 " "
Total par jour...............	288.100,00 " "

La population, d'après les renseignements que nous tenons de l'éminent Directeur de la Statistique, le Dr Bodio, s'élève à 273.-268 habitants. La quantité d'eau moyenne par chaque habitant et par jour s'élève donc à environ 1054 litres. C'est là une grande quantité d'eau qu'aucune autre ville ne possède ; avec une telle quantité on peut nettoyer facilement les rues, boulevards, les égouts et établir le tout à l'égout reclamé par presque tous les hygiénistes.

Rome, au point de vue de l'alimentation en eau potable, est donc la ville la mieux fournie tant en qualité qu'en quantité, et pour servir de modèle à toutes les autres cités, il lui suffirait de remplacer les tuyaux de plomb par d'autres inoffensifs.

LA VACCINATION CHOLERIQUE.

Le choléra a, pendant les mois de juillet et août derniers, causé d'épouvantables ravages dans les provinces du sud et du centre de l'Espagne. Plus de vingt mille individus sont morts de ce terrible fléau. C'est au moment où il régnait en maître à Madrid, à Valence, à Aranguez, etc, qu'on a appris qu'un médecin de Tortosa (Catalogne) le Dr. Jaime Ferran avait trouvé la vaccination cholérique. Les savants sont restés très sceptiques devant cette découverte, surtout les savants français. Il y a eu envoi de missions, afin d'observer le procédé du Dr. Ferran. Les missions n'ont rien observé du tout ; elles sont revenues, ont fait des rapports sans rien connaître, et c'est sur ces rapports que les médecins sont partis en guerre, les uns pour Ferran, les autres contre. La presse politique et quotidienne de Paris est entrée à son tour dans la lice. Cependant de tout ce bruit, rien n'était sorti, lossque le Dr. Duhourcau, notre éminent collègue de la Société Française d'Hygiène et notre confrère de la "Revue Médicale et scientifique d'hydrologie et de climatologie pyrédéennes" qu'il dirige avec tant de talent, fit paraître un livre fort intéressant " Le choléra d'après le Dr. Don Jaime Ferran." (1) Nous voulons le résumer pour nos

(1) volume in-8 avec un portrait du Dr. J. Ferran et une planche du péronospora Ferrani—Paris 1885—J. Carré éditeur 112 Boulevard St-Germain.

lecteurs. L'origine parasitaire ou microbienne du choléra est généralement admise. "Mais quelle est ce parasite ? sous quelles formes se présente-t-il ? quelles sont son origine, sa vie, sa manière d'être ? Tout autant de questions encore à juger et sur lesquelles l'accord est loin d'être fait. Le bacille en virgule et les spirilles qui lui donnent naissance, signalés par Koch sont acceptés comme l'élément caractéristique et vraiment producteur du choléra par la plupart des microbiologistes." Les travaux du Dr. Ferran aurait fait faire un pas de plus à cette étude d'Histoire naturelle et médicale en démontrant l'évolution complète et la nature de l'agent spécifique du choléra.

Nous ne décrirons point la morphologie du parasite du choléra, cela nous entraînerait trop loin. Le Dr. Ferran, dans une série de conférences qu'il a faites à Barcelone, a montré à ses auditeurs l'évolution du parasite cholérigène qu'il a découvert.

Ces conférences ont été résumées par l'éminent Dr. Carreras Sola dans la "Revista de Ciencias medicas" et par un savant rédacteur de la "Gaceta medica catalana" le Dr. Ricardo Botey. Nos lecteurs qui désireraient connaître cette morphologie devront se procurer le livre du Dr Duhourcau.

Le parasite cholérigène a été nommé par le Dr. Ferran, "peronospora Barcinonæ" ; mais ses compatriotes ont tenu à ce qu'il portât le nom du microbiologiste Catalan, et maintenant il est connu sous le nom de "peronospora ferrani."

Une culture du peronospora injecté sous la peau de cochons d'inde à la dose de deux centimètres cubes donne lieu à des phénomènes que le Dr. Ferran a étudié avec soin. Si l'animal ne meurt pas il demeure vacciné, le Dr. Ferran l'a constaté un grand nombre de fois.

Cette vaccination est applicable à l'homme qui la supporte fort bien. Le Dr. Ferran, son ardent collaborateur l'ingénieur Pauli, les Drs Amelio Gimeno, Calvée, Garin furent des premiers à se faire vacciner.

" Pour pratiquer cette vaccination, dit le Dr Duhourcau, chez les hommes, on injecte dans le tissu cellulaire sous cutané une quantité de culture'ad hoc du microbe spécifique." Autour de la piqûre devenue rouge se montre un gonflement assez étendu ; les mouvements sont douloureux. Cela dure environ 12 heures, puis tout disparait.

D'autres courageux médecins de Catalogne, se soumirent volontairement à la vaccination cholérique. Entre autres le savant Dr. P Serenana qui, dans la " Independencia medica ", a rendu compte de ces essais et des phénomènes pathologiques qu'a déterminé chez lui et chez le Dr. E. Jaques l'inoculation cholériques. Les Drs. Pelegrin, Giralt, Ign, Lorens, Gallart, A. Farriols Anglada, et Quirico Espalader se firent aussi vacciner. Cette inoculation présenta chez eux des symptômes alarmants et n'auraient été les affirmations du Dr. Ferran, ces médecins auraient eu recours à la médecine spécifique du choléra. Depuis, le savant microbiologue a recours à l'inoculation graduelle qui ne présente aucun danger. Maintenant les médecins espagnols qui se sont faits vacciner se comptent par centaines. Les deux seuls médecins de Valence, qui n'avaient pas voulu recourir à la vaccination cholérique, sont morts de cette terrible maladie. Le Dr Compa, dans la "Cronica medica" de Valence a publié une étude très sérieuse sur les effets produits par la vaccination Ferran, effets observés à Valence.

Les sociétés savantes d'Espagne ont tenu à étudier la vaccination cholérique du Dr. Ferran. Tous les jugements émis par elles ont été favorables au Dr Ferran.

" L'Académia medica y cirurgia" de Barcelone nomma une commission chargée de vérifier les expériences et les assertions du microbiologue de Tortosa. Elle était composée de six membres éminents de cette illustre compagnie : les Drs Carreras Arago, Bertran, Gine, Roig y Boffll, Soler ; le rapporteur était, le professeur R. Rodriguez Mendez, un maître en Hygiène. Cette commission refit, avec grand soin, toutes les expériences de culture, d'examens microscopiques et d'inoculations, qu'avait décrites le Dr. Ferran. Dans un rapport remarquable, l'éminent Dr. R Mendez, au nom de la Commission, confirma les constatations du Dr. Ferran et conclut dans un sens conformes aux dires de ce docteur. Il en fut de même de l'Académie de Médecine de Madrid, dont la Commission était composée des Drs. F. Alonso Rubio, A. Maestre de San Juan, Al. San Martin et D. Ant Mendoza.

Le Dr. Vic. Cabello, rapporteur pour le ministre de la marine, fut chargé d'inoculer les marins de l'état et les troupes résidant à Valence et à Carthagène. Tous les médecins, les sociétés savantes d'Espagne, sont favorables au Dr Ferran et à sa vaccination cholérique. Elles seules jusqu'ici l'ont étudié. Comme nous l'écrivions précédemment les missions françaises n'ont rien observé, on ne peut donc pas tenir compte de leurs affirmations. Nous ignorons, au moment où nous écrivons, les rapports des missions anglaises, allemandes et belges.

En Espagne il y a peu de statistiques ; toutefois voici relativement à la ville d'Alcira, celle où la vaccination cholérique a été le plus régulièrement appliquée, la statistique des maladies, des vaccinations et des morts. Nous l'empruntons à la "Rivista de medicina dosimetrica" si bien dirigée par le Dr. B G Valledor.

Sujets	non inoculés,	inoculés,	réinoculés,	total.
malades	261	32	27	320
morts	120	7	3	130
guérisons	99	20	19	138
en traitement	42	5	5	52

Ce tableau est signé de l'Alcade Pedro Pla et certifié par le corps médical d'Alcira ; la population est de 22000 habitants, 9100 ont été vaccinés, dont 7500 qui ont été réinoculés.

De tous les faits qui précèdent et de ceux que nous n'avons pu rapporter dans ce court article, mais que le Dr. Duhourcau cite dans sa remarquable étude, il ressort que, d'après les savants Espagnols, l'inoculation du peronospora ferrani protège contre le choléra. Un certain nombre de savants français ne croient pas à cette protection ; plusieurs sont allés même jusqu'à traiter le Dr Ferran de charlatan. Ils ont eu, croyons-nous, très grand tort. La vaccination cholérique nous parait cependant sérieuse ; on ne peut encore se prononcer en connaissance de cause.

Nous concluerons en citant ces paroles du Dr. Belval écrites dans le "Mouvement hygiénique" et qui expriment la pensée du Dr. Duhourcau et celle de beaucoup d'autres médecins : " La méthode Ferran ne peut pas être considérée dès maintenant comme offrant une garantie absolue contre le choléra, mais l'hygiène publique ne pouvant que désirer vivement une solution aussi favorable, nous faisons des vœux pour que l'essai soit largement expérimenté, puisque les populations espagnoles semblent si bien disposées à s'y prêter, et permettent une constatation de nature à trancher les doutes."

HYGIENE ET EDUCATION PHYSIQUE DE L'ENFANCE.

La Société Française d'Hygiène qui, depuis sa fondation (mai 1877), marche à la tête du progrès et initie le public aux bienfaits de l'hygiène, vient de publier un tract sur l'hygiène et l'éducation des enfants de 6 à 12 ans.

Ce tract, dû à la plume autorisée de MM. Blache, Houlès et Le Coin a été rédigé à l'aide des précieux matériaux contenus dans les mémoires envoyés au Concours ouvert en 1883 par la Société Française d'Hygiène.

La Commission de la Société était composée de nos savants collègues MM. Bonnafont, A. Houlès, LeCoin, Bégin, Monin, De Pietra Santa et R. Blache. Les mémoires couronnés furent celui de notre éminent collègue le Dr. Badaloni de Frosinone et celui du Dr. Jules Bauzon de Châlon-sur-Saone.

L'éducation de l'enfance est une des questions qui, à bon droit, doit préoccuper tous ceux qui, ne se contentant pas de vivre, pensent et réfléchissent.

C'est avec une bonne éducation qu'on fait de bons et beaux enfants et par suite de véritables hommes et d'excellentes mères.

Dans presque tous les pays, l'enfance est souvent mal dirigée ; l'éducation abandonnée au soin de mercenaires est mauvaise et donne des résultats peu satisfaisants que les sages et les moralistes constatent avec douleur dans la société actuelle.

L'enfance est trop souvent considérée comme un jouet, une poupée ; on ne songe pas que c'est un être qui se forme, qui pense déjà. Les parents vont-ils au théâtre, en soirée, ils l'emmènent ; l'enfant se couche tard, est fatigué, maussade, et les parents de se plaindre, de le gronder. Il est rare que les parents soient convaincus de cette vérité : "Les enfants ne sont pas créés pour le plaisir des parents, mais les parents sont créés pour les enfants."

L'enfant ne veut-il pas d'un plat quelconque, on le force à en manger sans savoir pour quelle raison l'enfant n'en veut pas, et souvent c'est parce que son instinct lui dit que cet aliment lui est nuisible. On lui donne du vin, des liqueurs, du cognac, et quand il en a bu sans faire la grimace, on s'extasie, on le flatte. Pauvres enfants ! Malheureux parents !

A peine âgés de quatre ou cinq ans, on fatigue leur cerveau ; on leur apprend des fables, des chansonnettes, on les fait lire. Quand un enfant sait par cœur (sans en comprendre un mot) une des belles fables de notre immortel LaFontaine, la mère le montre à ses amies, et elles de s'extasier, de s'écrier "quel petit prodige." A vingt ans, si l'enfant est arrivé à cet âge, il a le cerveau vide, il est usé. Voilà le résultat du surmenage intellectuel que trop de mères, pour s'entendre dire que leur enfant est intelligent, font subir à leur fils ou à leur fille.

L'éducation de l'enfant, depuis sa naissance jusqu'à l'âge de 12 ans, doit être complètement réformée.

Les tracts que la Société Française d'Hygiène a publiés sur ce sujet sont de véritables guides que nous voudrions voir entre les mains de toutes les mères. Nous ne pouvons dans un article signaler à nos lecteurs tous les préceptes contenus dans ces tracts.

Les deux premiers traités " Hygiène et Education de la première enfance—Hygiène et éducation physique de la deuxième enfance (2 à 6 ans)" ont été en France tirés à plus de 50.000 exemplaires. Ils ont été traduits en Italien, en Espagnol, Hollandais, Allemand, Roumain, Arménien, etc. Ils ont eu un succès mérité ; le troisième tract, qui parait cette année, mérite et aura certainement le même succès. Si nous avions un conseil à donner à M. le Maire de Montréal, nous lui dirions que ce serait rendre un service aux Franco-Canadiens, à nos compatriotes d'outre-mer, de répandre parmi eux, ces petits guides qui, si on les suit, donneront dans l'avenir des hommes dignes de ce nom et de véritables mères.

L'INSPECTION DES VIANDES A PARIS.

L'importance de l'inspection des viandes est indiscutable. Aussi toutes les nations, toutes les villes ont établi un service d'inspection.

Paris est une des villes où ce service est le mieux établi. Nous allons l'exposer à nos lecteurs en suivant le remarquable " *Manuel de l'Inspecteur des Viandes*" (*) que MM. Villain et Bascou viennent de faire paraître chez Georges Carré à Paris.

Il n'existe pour tout Paris qu'un seul marché aux bestiaux, situé au Nord Est de Paris, à La Villette. Pendant l'année 1884, il a été introduit :

bœufs........	263.555
taureaux......	11.007
vaches..........	37.382
veaux........	178.981
moutons.................	1953.914
porcs.................... ·	354 941

Chaque jour de marché, les inspecteurs de la boucherie examinent tous les animaux introduits. Si l'existence d'une maladie contagieuse est constatée, on établit un bulletin qui est remis au propriétaire de l'animal. Ce bulletin doit être retourné dans le délai de cinq jours et signé par l'inspecteur de boucherie attestant que l'animal malade a été abattu. En 1884, il a été constaté 112 bœufs et 3555 porcs atteints de fièvre aphtheuse.

Les abattoirs de Paris sont au nombre de quatre : abattoirs généraux de la Villette, abattoirs de Grenelle, de Villejuif et des Fourneaux. Les abattoirs de la Villette sont de beaucoup les plus importants ; le service d'inspection des viandes y est fait par six inspecteurs. " Leur mission, dit M. Lafourcade, dans le *Manuel*, consiste à assurer la salubrité des viandes, comme aussi à saisir celles qui sont malsaines, telles que les viandes étiques, les viandes ma-

(1) Volume in 16—cartonné à l'anglaise—6 francs—Paris 1886—Carré éditeur. 112 Boulevard St Germain.

lades, les viandes d'animaux morts naturellement." En 1884, il a été saisi 148.732 kilogrammes de viandes.

Aux halles centrales, deux pavillons sont occupés pour la vente en gros des viandes, qui arrivent à Paris tout abattues. Des inspecteurs examinent ces viandes au point de vue de la salubrité. Celles qui sont suspectes sont transportées dans un endroit spéciaé où elles sont analysées soigneusement. Celles reconnues avariées ou altérées sont saisies et détruites. En 1884, il est arrivé aux halles centrales 30.753.111 kilogrammes de viande.

Les principales causes de saisie des viandes sont la tuberculose, le charbon, les accidents de parturition, l'asphyxie, le météorisme, le surménage (fièvre de fatigue), la maigreur, l'étisie, l'hydrolémie, la cachexie aqueuse, l'anémie, la leucothémie, l'hématurie, l'ictère, la trichinose, le rouget et la ladrerie du porc, le cysticerque du bœuf, etc.

Nous n'entrerons pas dans l'examen de ces diverses causes de saiⅰses, car ce serait allonger outre mesure notre chronique. Nous renvoyons nos lecteurs à l'intéressant manuel des savants vétérinaires L. Villain et Bascou.

La viande de cheval est aussi consommée à Paris ; il est chaque année livré environ quinze mille chevaux à l'alimentation.

L'abattoir de Villejuif et l'abattoir de Pantin [près Paris] sont exclusivement consacrés à l'abattage de chévaux, ânes ou mulets. " L'inspection est permanente, dit M. Bourrier, dans le *Manuel*, les solipèdes sont examinés, avant, pendant et après l'abattage. C'est un avantage incontestable qui empêche toute tentative de fraude et qui permet l'examen rigoureux de tous les animaux. Pour l'année 1884, il a été saisi 105822 kilogrammes de viande de cheval. Outre les motifs de saisie que nous avons déjà cités, il faut y joindre la morve, le farcin et la mélanose.

Le gibier, les volailles, les poissons sont, aux halles centrales, examinés avec le plus grand soin ; les pièces avariées, gâtées sont saisies et détruites.

A Paris donc et dans beaucoup de villes de France, le service de l'inspection des viandes est fort bien établi. Les vétérinaires qui en sont chargés présentent par leur science et leurs connaissances pratiques toutes les garanties désirables. La législation qui régit cette partie de l'hygiène laisse cependant à désirer, car un certain nombre de villes et presque tous les villages s'abstiennent de faire visiter la viande. Nous aimerions à voir rendre obligatoire un service d'inspection de la viande, la santé humaine s'en ressentirait favorablement.

TABLE DES MATIERES

9 782019 992491